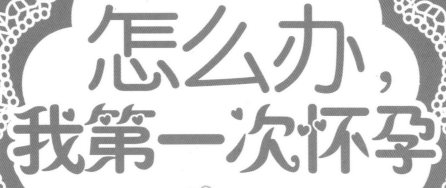

怎么办，
我第一次怀孕

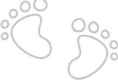

赖爱鸾⊙编著
董　莉⊙审订

U0208938

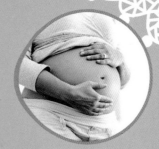

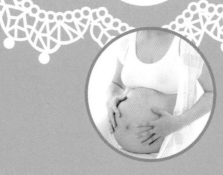

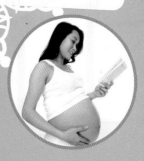

南海出版公司

图书在版编目（CIP）数据

怎么办，我第一次怀孕 / 赖爱鸾编著 . —海口：南
海出版公司，2012.6

（怎么办，我第一次做妈妈）

ISBN 978-7-5442-6009-1

Ⅰ . ①怎… Ⅱ . ①赖… Ⅲ . ①妊娠期—妇幼保健
Ⅳ . ① R715.3

中国版本图书馆 CIP 数据核字（2012）第 124931 号

怎么办，我第一次怀孕

编　　著	赖爱鸾
策　　划	牟伟华
责任编辑	王海荣　宋亦芳
封面设计	胡椒设计
出版发行	南海出版公司　　电话：（0898）66568511
社　　址	海口市海秀中路 51 号星华大厦 5 楼　邮编：570206
电子邮箱	nanhaicbgs@yahoo.com.cn
经　　销	新华书店
印　　刷	北京瑞禾彩色印刷有限公司
开　　本	787 毫米 ×1092 毫米　1/20
印　　张	9
字　　数	200 千字
版次印次	2012 年 7 月第 1 版　2012 年 7 月第 1 次印刷
书　　号	ISBN 978-7-5442-6009-1
定　　价	39.80 元

前言

　　十月怀胎，是女人一生中最特殊的阶段，伴随准妈妈走过的不仅有那些显而易见的生理变化，接踵而至的还有许多让孕妇们难以避免的烦恼：胎宝宝渐渐长大，自己也从窈窕淑女变成了类似发酵的"大面包"，那些先前花了很多钱精挑细选回来的时装成了摆设；皮肤变得粗糙，相继出现的色素沉着和妊娠纹也在原本白皙的身体上变得越来越明显；渐渐地，即使老公放假了，也只能宅在家中，出行不便自然交际圈缩小……第一次怀孕，我该怎么办？

　　如果说结婚是两个生命个体的"嫁接"，那么，新生儿就是夫妻恩爱的"果实"。为了修成正果，生一个健康、聪明的宝宝，很多孕妇慎之又慎，生怕有丝毫闪失，这也不敢做，那也不敢吃。第一次怀孕的"心结"还没能理出头绪，那些怀孕后的现实问题就已经摆在了面前：到底什么该做，什么不该做呢？哪些需要进补，哪些需要忌口？孕期不同的阶段有哪些注意事项？需要做好哪些疾病的防治工作？怀孕是不是真的就是孕妇一个人的事儿，是不是丈夫就真的插不上手，帮不上忙……第一次怀孕，我该怎么办？

　　面对镜子，唤醒母性，自然有对宝宝本能的期待，但打心底里还有"80后"乖乖女的不甘心和无奈。事实上，每个第一次怀孕的准妈妈心中都有一连串的问号，有一系列急切需要得到指导的"我该怎么办"。

　　为了帮初为人母的你解答孕育之旅中的种种困惑，我们精心编写了这本《怎么办，我第一次怀孕》。本书着力细节，以孕育时间为主线，对妊娠过程中孕妇最困惑、最关心的问题做了说明，同时从日常保健的角度，对怀孕过程中的宜忌做了科学阐述。此外，怀孕了该怎么吃，本书不仅有原则性指导，还针对各个阶段胎儿发育及母体生理变化精挑细选了一些孕期食谱。

尤为值得一提的是，本书以为准妈妈做按摩的方式，将情感上准妈妈最需要的"盟友"——丈夫，融入到了十月怀胎的全过程，通过按摩消除准妈妈的不适。一次次温暖入心的陪伴，一次次无微不至的细心关爱，一次次通过按摩传递的实实在在的抚爱，一路孕程，孕妇少了焦虑，多了幸福的期待。同时，丈夫在感受孕期胎宝宝成长与孕妇变化之中，体会到了十月怀胎的艰辛，体会到妻子对自己炽烈而执着的爱。

怀孕是一次奇妙的旅行，希望本书能成为你得力的"导游"；怀孕是年轻夫妻的一次成长，希望能给你实用、贴心的忠告。请相信，那些你最想知道答案的困惑，那些你不可不做的知识储备，那些可能遭遇的孕期不适问题，那些你心底没有说出来的焦虑，本书从女性"第一次怀孕"的角度，将心比心为你支招，铺就"幸孕"之路。

来吧，跟着本书的节奏，对照自身情况——"照章行事"，即使第一次怀孕，你也照样可以把每一件迎面而来的孕事做得游刃有余，底气十足地做一个人见人夸的漂亮孕妇，优雅地享受属于你的好孕时光……

编　者

2012 年 2 月

目录 CONTENTS

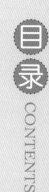

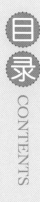

目录
CONTENTS

目录 CONTENTS

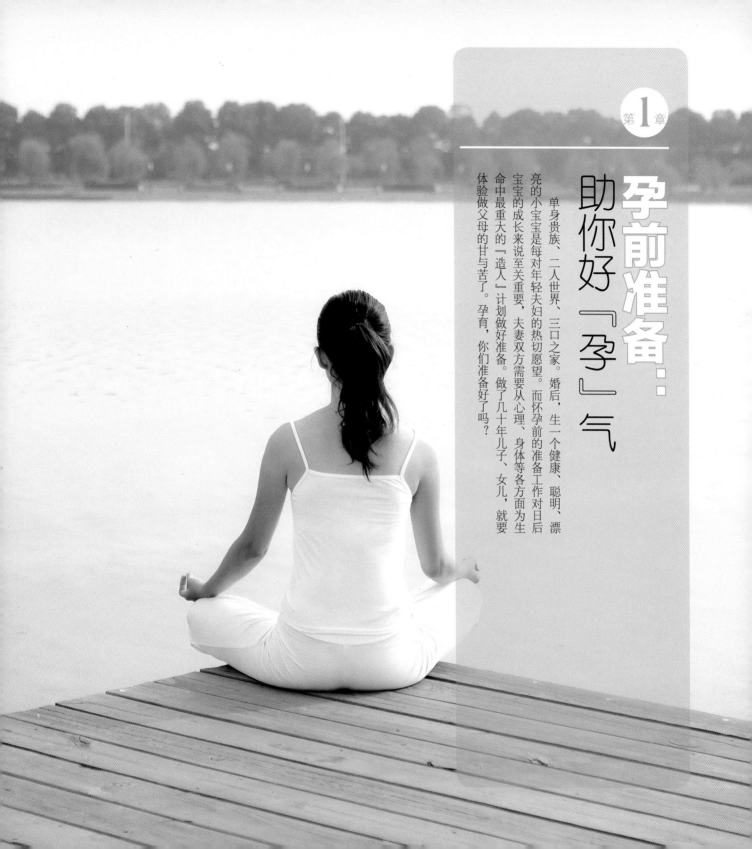

第 1 章

孕前准备：助你好「孕」气

单身贵族、二人世界、三口之家。婚后，生一个健康、聪明、漂亮的小宝宝是每对年轻夫妇的热切愿望。而怀孕前的准备工作对日后宝宝的成长来说至关重要，夫妻双方需要从心理、身体等各方面为生命中最重大的「造人」计划做好准备。做了几十年儿子、女儿，就要体验做父母的甘与苦了。孕育，你们准备好了吗？

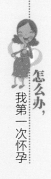
心理准备，
想做妈妈但还有点……

"80后"乖乖女就要做妈妈啦！从小被视为掌上明珠的她们，基本上没受过苦，因此，在跨过工作坎和结婚坎之后，面对孕育，内心深处有对宝宝的期待和兴奋，也难免还会有很多在母辈看来不用担心的焦虑。例如，怀孕会影响优美的体型、分娩时产生的疼痛、初为人母时照料宝宝的经验不足等。其实，这些问题都不用担心，完全可以通过学习与锻炼得到很好的解决。准妈妈需要做的是，把身心调整到最佳状态，获得优质精卵，孕育出一个"高质量"的小宝贝。

◆ 想顺产，担心自己受不了分娩那份痛

人们都说：没做过母亲就不算是完整的女人。虽然自己也很期待宝宝的到来，但一想到怀孕后必须面对分娩，满脑子就全是电视剧中演的女人生孩子时大喊大叫的恐惧画面，开始担心自己受不了那份痛。本来一直都打算剖腹产，但听朋友说虽然麻醉了，但还是有刀在肚子上划开、有线在肚子上穿过的感觉，只是感觉不到痛。我觉得好可怕，孕前该怎样克服这些心理障碍？

专家在线：

虽然第一次怀孕毫无经验可言，但准妈妈千万不要让这种恐惧心理、负面情绪持续下去。一般来说，顺产的疼痛是大多数人都可以忍耐的，而电视里面看到产妇满头大汗，双手抓住床单，声嘶力竭号叫等镜头往往带有艺术夸张成分。至于剖腹产，手术前会打麻药，会有专业的人员陪

护你，她们会想办法聊一些你关注的问题，来克服你的害怕、紧张情绪。比如，要做母亲了，想给孩子起个什么名字呀，生完孩子后的培养计划和个人计划等等。手术后也会有止痛泵，不会像影视里看到的痛得死去活来。

准妈妈要记住，生孩子是一个自然而然的过程，通过子宫的一阵一阵地收缩，产道一点点张开，胎宝宝也由此一步步地"走"出母体。整个分娩过程中，母亲的承受力、勇敢表现和积极乐观的态度，都会传递给宝宝，让宝宝接受降生过程中为生存而努力的第一次教育。研究表明，分娩过程中孕妈妈的承受能力、勇敢性格，对孩子的性格形成有直接关系。克服焦虑心态也是为宝宝变得更坚强上了一堂"示范课"。

◆ 以前做过人流，孕育宝宝有顾虑

刚结婚时怀过孕，但当时还年轻，不想太早要孩子，和丈夫商量后做了人流。一年后再次怀孕，但我俩事业都刚刚起步，没有精力养孩子，于是我第二次做了人流。直到今年打算要孩子，却一直不能如愿。听别人说，人流做多了就不容易怀孕了，这可怎么办？

专家在线：

作为一种人为的终止妊娠手段，流产会干扰正常妊娠带给母体的一系列生理变化，使女性的身体和心理都受到不同程度的损害，特别是生殖系统，至少休养半年才能再次受孕。如果上次流产是因孕卵异常或患病所致（如葡萄胎、宫外孕等），尽可能间隔一年以上再做怀孕打算。同时，去做更全面、细致的身体检查，在医生的指导下

做好营养调理和必要的锻炼。

此外，丈夫应在孕前三个月就远离烟酒，以将风险降到最低。

◆ 年过30，大龄妈妈的生育风险大

这些年一直在外打拼事业，不知不觉就跨进了30的门槛，如今特期待有个宝宝笑盈盈的向自己怀里跑来，期待听到那声亲切的"爸爸、妈妈"的呼唤，期待能一家三口去草坪嬉戏，捉迷藏……但随便一"百度"，到处都在说大龄孕育的风险，风险！我该怎么办？看着在单位一副运筹帷幄的样子，其实，想起要孩子这事儿，心里就好担心，好害怕……

专家在线：

从医学上讲，30岁以上的初产产妇随着机体处于下滑趋势，先天痴呆儿和畸形儿的发病率愈高，其中最多的是唐氏综合征。据统计资料显示，在20岁的孕妇中，唐氏综合征发病率为1/1530；在35岁孕妇中，发病率高达1/360；40岁时更高达1/100。对此，很多没生过孩子的女人，怀孕前以及临产前都会出现明显的恐惧、焦虑等情绪，年龄大一点的，往往因为客观风险加大，加上有"好不容易才怀上"的心理，自然恐惧、焦虑情绪更大。

虽然如此，但话说回来，晚育的危险与优势并存！研究表明，女运动员一般生育年龄都比较大，但很少有唐氏综合征患儿出生，这是因为运动使血管中胆固醇含量减少，卵子不易老化。此外，大龄准妈妈一般具有良好的经济条件、稳定的性格、丰富的阅历，不会再出现诸如"都是因为你，我才要这个孩子"这样的冲动埋怨，会对孩子有积极的影响。正是从这个角度，我们说，准妈妈的健康因素比她的年龄更重要。

为了生一个健康聪明的宝宝，建议大龄准妈妈经常做体检，除了要进行心、肝、肾等常规检查，还要重点检查生殖系统。

◆ 照章行事，如果还是怀不上怎么办

现如今，"80后"已经进入了生育高峰期，周围朋友也都开始"计划生育"，"中奖"的好消息接踵而至，在替他们高兴的同时，又免不了有点黯然。毕竟自己年龄也不小了，老人那边一直在催，可备孕三个月了，还是不能顺利怀上。问题到底出在哪里呢？

专家在线：

这种焦虑很多女性都会有，只是大多数人没有说出口而已。那么，如何才能怀上一个健康、可爱的天使宝宝呢？找准排卵期是关键。女性排卵期一般在两次月经周期的中间几天，排放后的卵子大约可存活1～2天，精子在子宫内可存活3天，因此，在排卵日当天及前3天同房，受孕率较高。

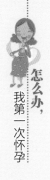

测排卵期的方法，主要有以下几种：

1. 测量基础体温

一般情况下，女性由于受到排卵的影响，基础体温会像月经周期一样，呈现出周期性的变化。在排卵以前，体温一般在 36.5℃ 左右；排卵时体温稍下降，排卵后就会上升到 36.6℃ ~ 37℃ 左右，一直持续到下次月经来潮，再恢复到原来的体温水平。计划怀孕的准妈妈只要通过连续 3 个月的基础体温测量，就能较准确地推算出自己的排卵期。

方法如下：每天早晨醒后，不要做起床、说话、大小便、进食等任何活动，立即将体温表放在舌头下，闭紧嘴巴，测量 3 ~ 5 分钟，并将测得的数值标在基础体温表上（每日在同一时间进行测量最好）。基础体温表可自己绘制：横轴为日期，纵轴为体温，原点为本月的月经开始日。坚持测量一个月后，就可以制成一个曲线的基础体温表。根据连续 3 个月的基础体温表，就能够推测出较准确的排卵日期。注意：从低温段向高温段转变的几日，即排卵期。一般排卵期的体温会比平日高 0.3℃ ~ 0.5℃。

2. 看宫颈黏液

女性的白带随着月经周期的变化，可分为干燥期、湿润期、干燥期。当白带出现较多且异常稀薄时，为湿润期，这样的情况一般会持续 3 ~ 5 天，在此期间，分泌物会像鸡蛋清一样清澈、透明，能够拉出很长的丝，这很可能是排卵期。

3. 感知排卵痛

较为敏感的女性，在排卵日当天会感到下腹部，尤其是右侧下腹部有隐痛感，甚至在卵子从卵泡中排出的瞬间出现剧烈的疼痛，这种疼痛感叫做排卵痛，是排卵的信号。

不管用哪种方法，确定排卵日后，就要做好身心的双重准备，抓住"造人"计划的最佳时机。

| 一句话提醒 |

怀孕这种事最重要的是顺其自然，准妈妈要放松心情，吃好、喝好、休息好，不要有任何心理负担，相信你的小宝贝会在"最佳时间"悄悄来到你身边。

◆ 怀孕生孩子，自己成了"三无"人员

大学同学聚会上，看到同学"有子万事足"的神情，再看看她们身边的老公，说起"育儿经"来津津有味，不由得流露出几许羡慕，似乎有一种"母爱"的情愫被唤醒。但一要孩子，就意味着成了"三无"人员，即无工作、无收入、无交际。孰轻孰重，如何取舍？

专家在线：

这种焦虑的确常见。调查显示，有大约 45% 的孕妇由于工作不稳定，思想压力比较大，认为怀孕失去工作是理所当然的。部分女性可能当时为了就业，与雇主签署了一份只要怀孕就自动辞职的协议书。但在法律上来说，即使

劳工依合约签署了妊娠期自动离职的协议书，仍然是受保护的。

《中华人民共和国女性权益保障法》明确规定：任何单位不得以结婚、怀孕、产假、哺乳等为由，辞退女职工，单方解除劳动合同。另外，女职工在医疗期、孕期、产期和哺乳期内，劳动合同期限届满时，用人单位不得终止劳动合同，劳动合同的期限应自动延续至医疗期、孕期、产期和哺乳期结束。在上班的时候还有哺乳时间和丈夫休护理假的相关规定。所以，基于这些相关的制度，担忧是多余的。

◆ 续香火，生出个女孩讨人嫌怎么办

我老公是独生子，尽管公公婆婆都是教师出身，为人也还算开明，但我总觉得他们言语之间总在暗示对"孙子"的期待。谁都知道，这事儿不是妻子能做主的事儿，但往往好像谁生的就是谁的责任一样。很担心，如果生个女孩他们不满意怎么办？

专家在线：

情绪与健康息息相关，生一个健康、聪明的宝宝比什么都重要，所以，建议你一开始就把这些顾虑跟老公沟通说清楚，看看他的反映，再找个合适的时机，把你的顾虑跟公公婆婆说开了。或许，你顾虑很长时间的问题，在他们那里根本就不是个什么事儿。

再者，从科学的角度上讲，宝宝的性别不随任何人的意愿为转移，生男孩还是生女孩，是由男方精子的性染色体上的基因决定的，每次射精时精液中的精子数目就达数亿个以上，但最终只

有一个精子能与卵子结合而孕育成新生命，因此，受精的过程是对精子优胜劣汰的过程，没有人能够掌控。认识到这点，放下思想包袱，对优生大有好处。

此外，无论老公还是做父母的，都要树立生男生女都一样的观念。

◆ 生完孩子，身材会大不如前

准备怀孕了，要实现从少女到少妇的转变了，私下里也尝试做了一些"功课"，看到一位妈妈这样的叙述："本以为过两三年肚皮能收回去的，可看看松松的肚皮，分明是破相了。"听起来好恐怖，都有点"末日"降临的感觉。公公、婆婆想要抱孙子，老公也想要孩子多年了，眼看着就要美丽不在，我该怎么办呢？

专家在线：

现如今，视身材为生命的女孩不在少数，为此，放弃美食的人有之，采取极端措施减肥者有之。因此，孕育对身材的影响是很多"80后"新手妈妈所不愿意接受的。那么，怀孕对身材到底有多大影响呢？

其实，因人而宜。一项来自英国的研究报告显示，身体里带有"825T基因"的女性通常在产后一年里发胖，而体内没有这种基因的女性在生产后很快就能恢复到正常的体重。研究小组还对800名生过一胎和没有生育过的青年女性做过对比试验，结果发现，体内带有"825T基因"、生过孩子、每星期锻炼至少两小时的女性比那些体内带有同样基因但没有生过孩子的女性要苗条，而且她们比那些体内没有

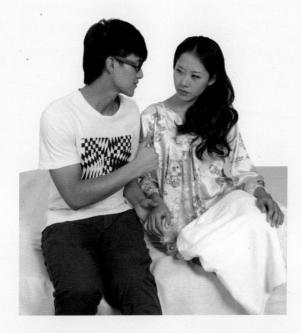

这种基因、同样生过一胎、参加同样运动量的女性身材还要好。

就一般而言，分娩后骨盆、阴道基本可以恢复到以前的状态，唯一不能完全恢复的是乳房，因为乳腺管增生是为哺乳做准备，分娩之后，乳房的确会有一定程度的下垂，但只要采取科学的乳房护理，辅之以合理的饮食调节，是可以有良好的恢复的。

身体准备，
精壮卵肥宝宝更健康

宝宝是一粒"种子"，父母的身体就是成长的"土壤"。不可改变的是年龄，可以优化的是卵巢功能、子宫环境、生活习惯、体重指数，这些都跟准妈妈的

孕力密切相关。因此，和老公一起做好身体准备，是孕育健康宝宝的重中之重。

◆ 护养卵巢，准妈妈需补充维生素 E

有些女性婚后难以怀孕，到医院检查，原来是卵巢功能低下，排卵少而导致不孕。这种情况下，不妨参照医生的意见，服用适量的维生素 E，为卵巢加加油。

维生素 E，又叫生育酚，是溶于脂肪和乙醇等有机溶剂的维生素，室温下为油状液体，橙黄或淡黄色，对热、酸等环境比较稳定。动物实验发现，适当补充维生素 E 可以推迟性腺萎缩的进程，起到抗衰老的作用，同时维生素 E 具有抗氧化性，可以清除自由基，改善皮肤弹性。不仅如此，维生素 E 还能维持生殖器官正常机能，促进卵泡成熟，增加孕酮的作用，对于治疗不孕症及先兆流产都有很大的帮助。

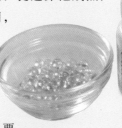

维生素 E 主要存在于日常食用的各种烹调油中，如麦胚油、玉米油、花生油、芝麻油等。此外，豆类、粗粮等也是维生素 E 的重要来源，某些谷类、坚果和绿叶蔬菜中也含一定量的维生素 E。如果饮食过于清淡少油，就有可能造成维生素 E 缺乏，从而影响卵巢的正常工作。

但补充维生素 E 切忌过量，由于维生素 E 属于脂溶性维生素，不像水溶性维生素能自动排出

体外，长期大剂量（400毫克／日以上）服用会使免疫功能降低，并引起骨骼肌无力、生殖功能紊乱、月经过多或闭经、胃部不适等。因此，对大剂量维生素E的应用应加以限制。

◆ 调节体重，胖瘦适中更"幸孕"

胖与瘦有什么标准呢？计算标准体重最简单的公式：（身高／厘米 −100）×0.9，所得的数字即为自己的标准体重（千克）。

正常体重：标准体重正负10%

超重：大于标准体重10%，小于20%

轻度肥胖：大于标准体重20%，小于30%

中度肥胖：大于标准体重30%，小于50%

重度肥胖：大于标准体重50%以上

例如：身高165厘米的女性的标准体重为：（165−100）×0.9 = 58.5（千克）。也就是说，身高165厘米的女性，体重在45千克以下为消瘦，45～50千克为中下等，50～60千克为中等，60～65千克为中上等，超过65千克是过重，达到70千克则已超出标准体重的20%，可谓肥胖了。

如果准妈妈过瘦，往往意味着母体营养欠佳，甚至有贫血、营养不良等症状，这种情况下低体重儿的出生率很高；过于肥胖则易导致妊娠并发症，如高血压、糖尿病等，并且增加生育肥胖儿的可能性。

| 解决方案 |

如果准妈妈体重低于标准体重，就应增加进食量，多摄取优质蛋白质和富含脂肪的食物，如蛋类、肉类、鱼类及大豆制品等。

长期吃素或有减肥计划的准妈妈要及时调整自己的饮食习惯。如果准妈妈体重超重，就应制定合理食谱，控制热量摄取，少吃油腻食品以及甜食，还要制订一个科学合理的减肥计划，并持之以恒地去执行。

| 一句话提醒 |

对于准爸爸来说，过瘦或过胖都会影响男性体内性激素的正常分泌，造成精子异常，严重的还会直接影响男性的生殖机能和生育能力。为了孕育一个健康、聪明的宝宝，准爸爸也要将体重调整至正常状态。

◆ 饮食均衡，帮助准妈妈"厨"备孕力

在孕育健康的下一代时，饮食所扮演的角色更为重要。从优生角度考虑，准妈妈机体营养失

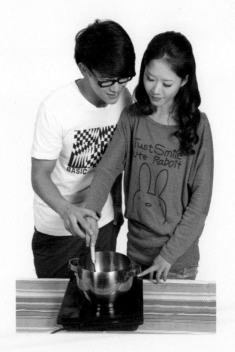

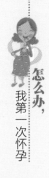
衡，会使胎儿发育所需的某些营养素短缺或过多，自然于优生不利。那么，要怀孕了，该怎么吃？是要"恶补"，还是为了防止孕期肥胖，从怀孕之初就要坚持"吃素"？

对此，德国专家针对饮食与排卵、月经周期的关系进行了一项实验。他们将参加试验的女性分成两组，一组正常饮食，而另一组则几乎全部吃素（含吃少量乳酪和牛奶）。6周之后，研究者发现，两组试验者在运动量相同的条件下，吃素的女性中有78%的人出现了停止排卵的生理现象，而且几乎全组人的月经周期都比正常时间短。而正常饮食的一组中，67%的女性排卵正常，月经周期也没有明显变化。结论很明显：准妈妈饮食要营养均衡，荤素搭配。为了达到这一目标，准妈妈要多吃些新鲜水果、五谷杂粮及含动物蛋白质较多的猪肝、瘦肉等，给身体补充足够的营养。

下面推荐几道饮食，以供参考选用。

红糖姜茶

将6片姜切成小片，放进500毫升水里，用大火烧开，转小火继续煮2分钟，倒入准备好的15克红糖。从准备怀孕来月经的第1天开始到月经结束后1天饮用，可起到暖宫、活血的作用。

艾叶红糖荷包蛋

将艾叶10～15克放入冷水中，大火烧开，小火再煮15～20分钟，然后沥出艾叶，打入1～2个鸡蛋，鸡蛋熟后放入红糖。艾叶有暖宫的功效，能帮助培养出优质卵子，适合宫寒不调或宫冷不孕的准妈妈在月经期、排卵期每日服用。

煮黑豆

将若干黑豆用清水浸泡12小时左右，然后煮至熟透，再转慢火煨1小时左右，吃时可少放一点盐。从月经结束后第一天起，每天吃约50颗，连吃6天，能促进卵泡发育，补充雌激素。

黑豆糯米粥

将30克黑豆、60克糯米洗干净，放在锅内，加适量水，用温火煮成粥。此粥可改善黄体功能不足，有助于备孕，适合准妈妈在排卵期体温升高后每日服用。

甲鱼汤

准备甲鱼500克，枸杞10克、山萸肉（又叫山茱萸，最好到药店买）10克、淮山药10克。将甲鱼表皮的那层膜用水烫掉，宰成小块，煮的时候中药和甲鱼要一起下锅，放点姜和葱，煮到40分钟的时候放点猪油，煮好后放盐即成。此汤最好在来月经的第五天吃，对卵泡发育不好的准妈妈很有帮助。

生地汤

将20克生地熬成汁，每次取20毫升空腹饮用，每天2～3次。此汤可在同房第一天开始饮用，有助于保证受精卵顺利着床。

◆ 助性生精，食物是他最好的"补药"

助孕，男性更多想到的是吃"壮阳药"，即使明知道对身体有害，有些人也会存在侥幸心理，认为只要能"高潮迭起"，就能孕育出最健康、聪明的宝宝，但真实的情况往往事与愿违，是药三分毒，"壮阳药"不仅会影响到宝宝健康，还可能导致夫妻性生活不协调。

其实，助性生精，大可不必如此"大动干戈"。除了动物的鞭，很多日常食物都具有强精、壮阳和补肾的功效，合理的饮食调理也有助于唤醒男性的"性趣"。

固精、助阳——韭菜

韭菜籽为激性剂，有固精、助阳、补肾、止带、暖腰膝等作用，适用于阳痿、遗精、多尿等疾患。

用韭菜籽研粉，每天早晚各服15克，开水送下，对治疗阳痿有效。用韭菜根煎汁内服，可治盗汗、自汗。

调治肾阳虚——麻雀蛋

中医认为：麻雀蛋味甘、咸，性温，具有滋补精血、壮阳固肾功效，适用于精血不足、四肢不温、怕冷等症、以及由肾阳虚所致的阳痿、精血不足所致的闭经等。

滋补精血：麻雀蛋2个，羊肉半斤，加盐等调料煮汤食用。

治疗阳痿、早泄：麻雀蛋煮熟食用，每次1个，每日3次。

生精益血——羊肾

羊肾，即羊的肾脏。中医认为：羊肾味甘，性温，能补肾气，益精髓，用于肾虚劳损，腰脊酸痛，足膝软弱，耳聋，阳痿，尿频。

剖开洗净用。可单用本品熟食，或配伍杜仲、肉苁蓉等煮食。

改善性功能——荔枝

中医以为：荔枝味甘，性温，有补益气血、添精生髓、生津和胃、丰肌泽肤等功效，可用于治疗肾亏梦遗、脾虚泄泻诸症。现代医学研究发现，荔枝可改善性功能，用于治疗遗精、阳痿、早泄、阴冷诸症。

取荔枝干10个，五味子10克，金樱子15克，水煎服，每日一剂。注意：荔枝性温，不能多食，内热及肝火旺者不宜吃荔枝。

益精明目——枸杞子

枸杞子又名枸杞。中医认为：枸杞子味甘，性平，入肝、肾、肺经，有滋补肝肾、益精明目等功效，是提高男女性功能的健康良药。

枸杞子、黄精各等分，加水，以小火多次煎熬，去渣浓缩后，加蜂蜜适量混匀，煎沸，待冷备用。每次1～2匙，开水冲服。常服可助力、固精。

此外，鸡蛋、鹌鹑、虾、泥鳅、驴肉、鸽肉、狗肉等等，都是日常生活中的固精养精的佳品，可以适当多摄入。

◆ 保护身体，让准爸爸"精力"充沛

正常成熟的男子一次射精虽然可排出数千万甚至高达2亿左右个精子，但是最后仅有1～2个优质精子能有幸与卵子结合，这硕果仅存的精子决定了未来小宝宝的健康程度。而男性精子其实是相当敏感又脆弱的，各种不良因素都能降低"小蝌蚪"的整体水平，妨碍优生优育。因此，在备孕阶段，保护好体内的有限"精"力显得尤为重要。

避免不恰当地使用药物

现代医学研究证明，不少药物可引起男性不育。如环磷酰胺可使睾丸生精功能障碍；甲氨喋呤、可的松类制剂、柳氮磺吡定等可导致精子数减少，精子活力降低；西咪替丁等则通过抑制雄性激素分泌，间接降低精子活力。备孕阶段要避免服用这些药物。如果服药的话，应遵医嘱，并适当推迟孕育下一代的计划。

最好戒掉烟和酒

医学研究指出，香烟中的尼古丁会伤害精子，

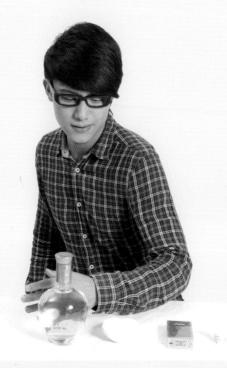

导致受孕后胎宝贝先天发育畸形比率增大。因此准爸爸要少穿紧包臀部的牛仔裤，特别是在准备孕育下一代的阶段，适宜穿着舒适的运动裤或西裤。

注意手机、笔记本电脑的放置位置

将手机放在裤兜里或笔记本电脑放在双膝上，会导致阴囊温度升高 3℃左右，睾丸温度上升，会抑制精子活力，这一影响对年轻男性更为明显。在准备孕育阶段，最好将手机和笔记本电脑放在远离下体的地方。

避免剧烈运动

备孕阶段，准爸爸要少做马拉松等剧烈运动。这类运动会导致睾丸的温度升高，破坏精子成长所需要的凉爽环境。还要减少长距离骑车的次数，因为骑车会使脆弱的睾丸外囊血管处于危险之中。

| 一句话提醒 |

精神压力过大也会对精子的成长有负面影响。准爸爸在精神压力大的时候，应主动做些能让自己放松的事情，如散步、洗澡等，然后再享受性生活。

◆ 按摩养肾，准爸爸不流汗的健肾运动

宝宝的先天条件其实有很大一部分在受精的那一刻已经由精子的质量决定了，要想把最好的基因遗传给宝贝，并使其成为宝贝的先天禀赋，准爸爸应积极进行养肾运动。人的生殖器官的发育和生殖能力的强弱，都依赖于肾，肾具有藏精、主生殖的机能，肾精的生成、贮藏、排泄对繁衍后代起着重要的作用。

造成男性精液中的含精量降低，也会增加畸形精子的数量，吸烟越久畸形精子越多。酒精则会导致男性生殖功能变弱，引起染色体异常，进一步导致胎儿畸形或是发育不良的情况发生。因此，在妻子受孕的 3～6 个月前，丈夫应停止吸烟和饮酒。

热水坐浴时间不宜过长

高温度对精子来说，是生存的残酷大考验，长时间的热水坐浴会直接使睾丸温度增高，造成精子减少。对于备孕阶段的准爸爸，消除身心疲劳的方式有很多，不一定非采取热水坐浴，也可以在睡觉前用热水泡泡脚，或者洗个热水淋浴。

少穿紧包臀部的牛仔裤

穿着紧包臀部的牛仔裤，会对睾丸产生压迫，从而影响精子的正常产生。同时，还因牛仔裤的透气性和散热性差，会使精子活力下降，

在此为大家介绍几种简单易学的强肾运动。

方法一：荡腿端坐，两腿自然下垂，先缓缓左右转动身体 3 ~ 5 次，然后两脚悬空，向前摆动 10 余次，可根据个人体力，酌情增减。做动作时全身放松，动作要自然缓和，转动身体时，上身要保持直立，不宜俯仰。

功效：益肾强腰，同时还能防治因肾亏所致的腰酸背痛、肌肉劳损等症状。

方法二：两手握拳，用两拇指的掌关节突出部位，按摩腰眼，向内做环形旋转按摩，逐渐用力，以至酸胀感为好，持续按摩 10 分钟左右，早、中、晚各一次。

功效：补肾纳气，增强精子活力，提高受孕几率。

◆ 未雨绸缪，为"好孕"做好防疫准备

对于准备怀孕的女性来说，加强锻炼、增强身体抵抗力是必要的，但针对某些传染疾病，最直接、最有效的办法就是注射疫苗。准妈妈孕前需要接种两种疫苗：一是风疹疫苗，二是乙肝疫苗。因为准妈妈一旦感染上这两种疾病，病毒会垂直传播给胎儿，造成不良甚至是严重的后果。这两项疫苗在注射之前都应该进行检查，确认被注射人没有感染风疹和乙肝病毒。

乙肝疫苗

母婴垂直传播是乙型肝炎传播的重要途径之一。我国被乙肝病毒感染的人群高达 10% 左右，属于乙型肝炎高发地区，一旦母亲将其传染给孩子，他们中 85% ~ 90% 会发展成慢性乙肝病毒携带者，其中 25% 在成年后会转化成肝硬化或肝癌。最好的预防办法就是在孕前 9 ~ 10 个月注射乙肝疫苗，保证怀孕的时候体内乙肝疫苗的毒性完全消失，并且产生抗体。

| 注射安排 |

当准妈妈做好怀孕准备后，可选择在 0、1、6 个月分别注射，打满 3 针，即从注射第一针算起，1 个月后注射第二针，在 6 个月后注射第三针。

通常情况下，乙肝疫苗的免疫率可达 95% 以上，免疫有效期在 7 年以上，如果有必要，可在注射疫苗 5~6 年后加强注射一次。

风疹疫苗

风疹病毒可以通过呼吸道传播，如果准妈妈感染上风疹，有 25% 的早孕期风疹患者会出现先兆流产、流产、胎死宫内等严重后果，也可能会导致胎儿出生后出现先天性畸形，例如先天性心脏病、先天性耳聋等。最好的预防办法就是在怀孕前 3 个月注射风疹疫苗，因为注射后大约需要 3 个月的时间，人体内才会产生抗体。

| 注射安排 |

注射风疹疫苗至少应在孕前 3 个月，疫苗注射有效率在 98% 左右，可以达到终身免疫。如果准妈妈对风疹病毒已经具有自然免疫力，则无须接种风疹疫苗。

此外，还有一些疫苗，如甲肝疫苗、水痘疫苗、流感疫苗等，准妈妈可根据自己的需求，向医生咨询，做出接种选择。但无论注射何种疫苗，都应遵循至少在受孕前 3 个月注射的原则。这里还要提醒一句：疫苗毕竟是病原或降低活性的病

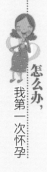

毒，并非打得越多越好。坚持锻炼，增强体质才是防病、抗病的关键。

| 一句话提醒 |

目前，国内使用最多的是风疹、麻疹、腮腺炎三联疫苗，称为麻风腮疫苗，即注射一次疫苗可同时预防这3种疾病。

开课啦，
十月怀胎丈夫按摩别闲着

身体和心理都准备好了，这下该轮到准爸爸做足"十月孕程一路相伴"的功课了。学习按摩的知识，为她做做按摩，不仅能帮助准妈妈缓解孕期的身体不适，肌肤之亲还能给夫妻恩爱加分。

◆ 第一课：妊娠按摩的好处

怀孕期是女性的荷尔蒙变化最大的时期，这时会带给女性一系列的不舒服和疼痛，特别是臀部、胃、胸部等等，很多妈妈在面对不适的时候，会将其看成是对宝宝应有的付出，而不会选择吃药、打针，那么，有没有既能给孕妈妈带来舒适与健康，同时还没有副作用，不至于给腹中胎宝宝带去不良影响的两全其美的方法？有！按摩就是一种明智之选。此外，还能让丈夫以特别的方式与怀孕后的妻子相伴，增进情感交流。

按摩到底有什么样的好处呢？这里简单归结如下：

1. 缓解腰背酸痛

准妈妈在怀孕以后，容易出现下肢浮肿、肌肉僵硬、骨骼变形、腰酸背痛等问题。按摩可以使血液畅通，肌肉松弛，有利于提高骨骼系统的灵活性，提高肌肉的新陈代谢和耐受力，同时还能纠正过度的俯身驼背或腰部前挺等不良的"妊娠姿势"，让准妈妈即使怀孕也能保持健美的体形。

2. 缓解脚抽筋

到了怀孕后期，由于身体负担过重，大多数准妈妈都有过在睡梦中，被小腿或脚部突然抽筋的疼痛惊醒的经历。抽筋时应马上让准爸爸用手掌按压准妈妈的脚掌，轻轻拉伸小腿，等痉挛缓解后，再以旋转的手法按摩小腿的肌肉，或在小腿后侧用热水袋或热毛巾热敷，以放松肌肉。

3. 触摸胎教

按摩腹部可以锻炼胎宝宝皮肤的触觉，并通过触觉神经感受体外的刺激，从而促进胎宝宝大脑细胞的发育，加快胎宝宝的智力发展。每次5～10分钟，动作要轻柔自然，用力均匀适当，切忌粗暴。如果胎宝宝用力来回扭动身体，准妈妈应立即停止推动，可用手轻轻抚摸腹部，胎宝宝就会慢慢地平静下来。

4. 淡化妊娠纹

据统计，大约有70%的准妈妈都会产生妊娠纹。在妊娠纹最常出现的部位（臀部、胸部、腹部、大腿内侧）进行适度的按摩，可以在一定程度上预防和淡化妊娠纹。

按摩时要轻柔，如果用力过度，会造成不必要的皮肤张力增加，胶原纤维断裂，反而增加妊娠纹的产生。准妈妈在按摩时使用预防妊娠纹的按摩油效果会更好。

5. 消除皮肤粗糙、松弛

由于生理上的变化，大多数准妈妈会出现面部皮肤粗糙、松弛、黑斑和皱纹等现象。进行按摩可有效改善"面子"问题，帮准妈妈重塑美丽。

◆ 第二课：妊娠按摩的基本原则

准妈妈可以接受按摩吗？对这样的质疑，我们可以负责任地说：可以！准爸爸为妻子施行按摩，不仅可以缓解疼痛和肌肉僵硬，更为重要的是，可使准妈妈稳定情绪、舒缓紧张、恢复活力及促进血液循环，还能增进夫妻情感。

怀孕第四个月开始进入孕中期，这是按摩的最佳时期，此时对母体进行按摩会给胎儿带来愉悦的感受，有助于胎儿在腹中健康成长。通常，孕4～6个月期间，可每周按摩一次；到最后的三个月，可增加到每周两次。

但是，孕期毕竟是女性的特殊时期，要遵循一定的按摩原则。这里就孕期的按摩原则做一个归结、整理。

原则1：避开禁区

按摩前，准爸爸要对胎儿的发育有一个基本了解，进而有针对性地调整按摩方法。孕期做按摩，并非哪个穴位都可以揉一揉。按照中医的说法，穴位是长在身体里的"良药"，不能随便"服用"，比如：拇指、食指张开，指压合谷穴（俗称虎口穴），可以促进催产素的分泌，具有催产作用；刺激位于肩上大椎与锁骨肩峰端的连线中点的肩井穴，容易使人休克，对胎儿多有不利。随着胎儿的发育，腹部穴位最好少去按摩刺激，可以用热敷来代替，以免操作时伤害到重要组织。另外，对容易引起子宫

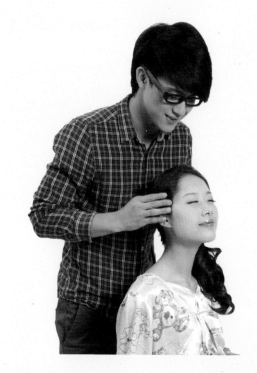

收缩的敏感部位，如乳房、大腿内侧也要根据情况分时段加以刺激。

原则2：力量适中

由于刺激的力度不同，按摩的效果也会不同，但并非力度越大越有效，操之过急、用力过猛、刺激太强不仅起不到正面的效果，还会起到反作用。为了让妈妈在舒心的同时，多一些放心、安心，准爸爸在按摩时，力量恰到好处，既要让准妈妈感到全身轻松，不适症状好转，同时，要注意观察准妈妈的表情，以及询问其感觉如何，若出现不良反应就要立刻停止。

原则3：手法择优

根据想要达到的效果，选择合适的按摩手法是很重要的。一般原则为先轻后重，活动范围由小到大，活动速度也要先慢后快。

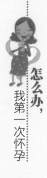
◆ 第三课：妊娠按摩的基本手法

按摩是用手来治病保健，是手调动人体的自愈能力，手法当然很重要。

揉法

概述：用手指、手掌、前臂或肘等贴于皮肤上，做轻柔缓和的环旋运动。根据着力部位的不同，分为指揉法、掌揉法、鱼际揉法、掌跟揉法、前臂揉法、肘揉法。

适用：指揉法多用于穴位等接触面较小处；掌揉法多用于腰背、腹部等大面积平坦部位；鱼际揉法多用于头面部；掌跟揉法、前臂揉法、肘揉法多用于肩背腰骶部。

功效：揉法可缓解肌肉痉挛、消除疲劳，还可消除外伤引起的肿胀和气血凝滞。用于腹部有调理肠胃功能的作用。

摩法

概述：摩法是以掌或食指、中指、无名指指腹贴于皮肤上，做节律性的环形运动。根据着力部位的不同，分为掌摩法、指摩法。

适用：掌摩法多用于胸腹部、背部；指摩法多用于面部、人体肿胀疼痛、肌肉丰满部位。

功效：掌摩法用于胸部可宽胸理气，宣肺止咳；用于腹部可通肠理气，调理肠胃功能；用于皮肤可消肿、止痛、消除麻木。指摩法可用于治疗眼部疾患，也可用于皮肤的美容、保健。此外，对神经系统还有镇静、催眠的作用，如用于摩腰骶部及肿胀处可行气活血，散瘀消肿。

按法

概述：以指、掌、前臂等垂直于体表，缓慢向下按压并持续一定时间。根据着力部位的不同，可分为指按法、肘按法、掌按法、前臂按法等。

适用：指按法多用于穴位或压痛点；肘按法多用于肌肉丰厚处；掌按法、前臂按法多用于腰背、臀部、下肢后侧等面积较大的部位。

功效：指按法接触面较大，可起到疏通经络、行气活血的作用，除可缓解局部疼痛外，还可用于缓解各种内科痛征，如胃脘痛、胆石症等；肘按法、掌按法、前臂按法接触面大，重点在于放松肌肉，可起到行气活血、温经通络的作用，对风寒痹痛、脘腹及下肢冷痛等治疗有效。

点法

概述：点法是以指端或屈曲的指间关节背侧着力，持续地垂直于体表向下用力，在点穴时也瞬间用力点按人体的穴位。

适用：点法着力面小，刺激量大，作用层次深，可用于全身各个部位的穴位、痛点等较小部位。

功效：通经活络、调理气机，多用于止痛、急救、调理脏腑等。

搓法

概述：搓法是以双手掌面夹住胸胁、四肢等治疗部位，相对用力，做相反方向的快速搓转、搓揉或搓摩，同时上下往返移动。注意：搓必须用双手进行。

适用：四肢、胸部、腰背部的肌肉以及肩、膝关节。

功效：梳理肌筋，调和气血，消除肌肉酸胀、疲劳，对肝气不舒引起的胸胁胀痛、腹泻等有奇效。

捏法

概述：手掌自然伸开，四肢并拢，拇指外展，成钳形，捏着皮肤不断用力做对合动作。注意：拇指和四肢力量要平衡，捏拿肌肤松紧要适宜，应避免肌肤从手指间滑脱。

适用：肩部、颈部、腰臀部、腿部及脊背。

功效：消除肌肉肿胀、酸痛及疲劳感，促进萎缩肌肉张力的恢复，缓解肌腱挛缩。

拍法

概述：拍法是五指并拢微屈呈虚掌，靠肘关节、肩关节的屈伸带动腕关节、手掌，虚掌拍打治疗部位。注意：拍打时腕关节应放松。

适用：背部、腰骶部。

功效：舒筋通络，调经活血。用于背部可祛痰止咳，用于腰骶部可治疗腰痛。

滚法

概述：手部呈圆锥样滚动，使产生的力通过小鱼际及手背尺侧，轻重交替，持续不断地作用于身体。根据施力部位的不同，分为滚法、掌指关节滚法、拳滚法。

适用：颈、肩、腰、背及四肢肌肉较丰厚处。

功效：放松肌肉、缓解肌肉痉挛，多用于治疗运动及神经系统疾病。

推法

概述：推法是指用指、掌、拳或肘紧贴于一定部位，以适当的压力进行单方向的直线运动。注意：推进的速度应缓慢均匀，做到"轻而不浮，重而不滞"。

适用：拇指推法多用于头面部、颈项部或手足肌腱、腱鞘部位。掌推法多用于腰背部、上下肢。拳推法、肘推法多用于脊柱两侧、下肢部位。

功效：通经活络，行气活血，祛风散寒。

抖法

概述：在患肢放松的情况下，握住患肢做快速、连续、小幅度的上下颤动。注意：抖动时，施术者要自然呼吸，不可屏气。

适用：腕部、肘部、肩部、四肢。

功效：缓解肢体受伤所引起的关节功能障碍，

也常用于治疗肩周炎。

推压法

概述：手掌自然伸开，四肢并拢，拇指外展，手成钳形，以掌跟和小鱼际肌侧紧贴皮肤，作直线向前的推压。注意：推压脊柱时，需用两拇指成"八"字形，沿脊柱两侧推压。

适用：四肢、腰背部。

功效：缓解肌肉疼痛，散发淤血，消肿止痛。

拔伸法

概述：拔伸法是指施术者托握关节远端向远处牵引的方法。注意：施术前，一定要排除外关节的骨质病变。依用力方式的不同，分为持续拔伸法与瞬间拔伸法。

适用：颈、腰部及四肢关节。

功效：拔伸法用于颈、腰部，可增大颈、腰椎的椎间隙，减少椎间盘内的压力，缓解颈、腰部疼痛、酸楚。拔伸法用于四肢关节，可舒筋活络，分解粘连，整复关节错位，治疗关节的急慢性伤筋等症。

◆ 第四课：面部按摩的基本要领

很多女性都有这样一个担心：怀孕后面部皮肤粗糙、松弛，原本姣好的容颜代之以难看的斑和皱纹。准爸爸若能在孕前就经常帮妻子按摩面部，不仅可以化解妻子的担忧，同时也能安抚她的不安心情，更重要的是面部按摩可以促进血液循环，刺激神经系统，使面部疲劳的神经得到休息和恢复，让心爱的她拥有和孕前一样的红润脸色。

眼睛按摩

沿着眼睛四周做绕圈按摩，按摩6周后在太

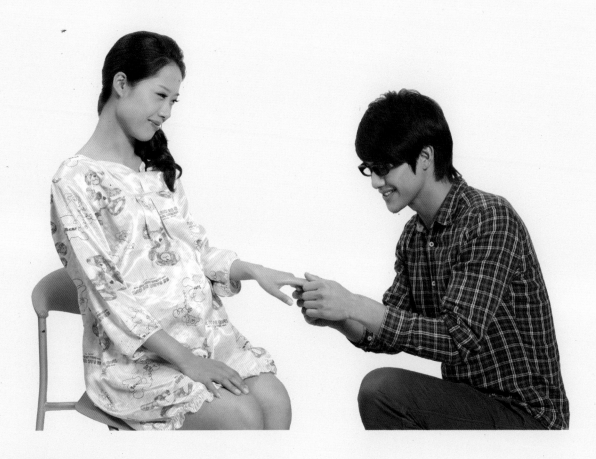

阳穴轻轻压一下。再用食指轻轻从眼角滑向太阳穴，再按在眉毛下，循环按摩 30 次。

鼻子按摩

自太阳穴沿额头、鼻梁滑下，在鼻头两侧做 8 小圈按摩。再用中指和无名指稍用力按在鼻翼上按压 30 次。

唇部按摩

两手食指和中指呈剪刀模样放在上下嘴唇中间后，沿着唇线抚摸 30 次，到嘴角位置时向上提拉后停留几秒。最后将食指叠在中指上，从嘴角两侧到耳朵处进行滑动性按摩 30 次，以提升嘴角。

耳部按摩

食指按在鬓发与耳朵之间凹陷处按压 30 次，再在耳朵后面的凹陷处按压 30 次。

◆ 第五课：手部按摩的基本要领

怀孕期准妈妈的循环系统不如常人，准爸爸若能在孕前就经常帮妻子按摩手部，可以增加她的手部血液及淋巴液的循环，避免以后出现手麻、肢冷等现象。

按摩掌骨

通常习惯从第 2 掌骨虎口侧开始，这个部位

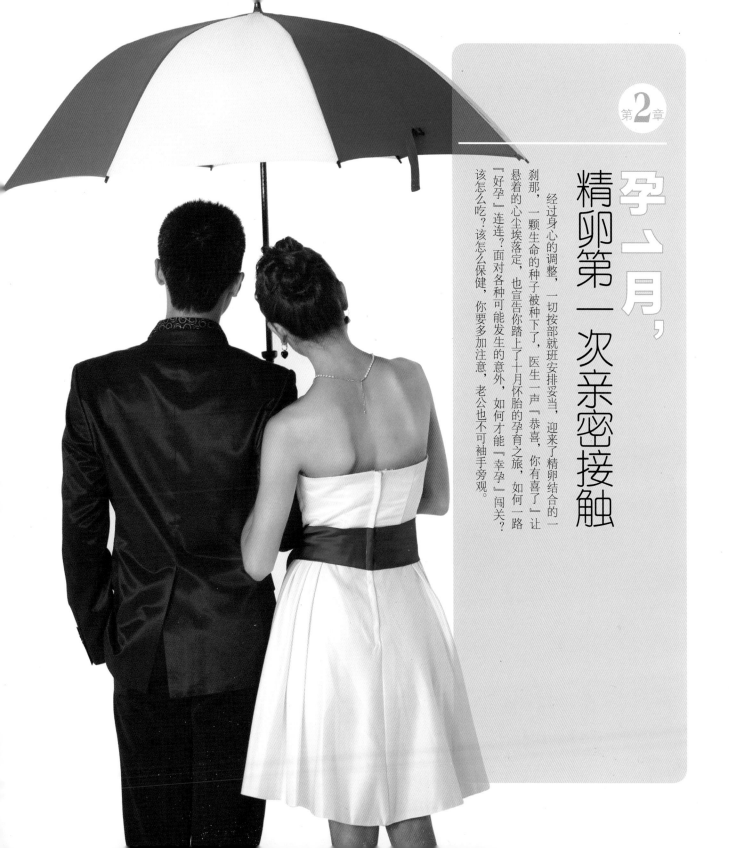

第 2 章

孕1月，精卵第一次亲密接触

经过身心的调整，一切按部就班安排妥当，迎来了精卵结合的一刹那，一颗生命的种子被种下了，医生一声『恭喜，你有喜了』让悬着的心尘埃落定，也宣告你踏上了十月怀胎的孕育之旅，如何一路『好孕』连连？面对各种可能发生的意外，如何才能『幸孕』闯关？该怎么吃？该怎么保健，你要多加注意，老公也不可袖手旁观。

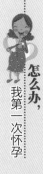

◆ 显而易见：本月准妈妈身体变化

孕1月准妈妈身体变化参照表	
指标项	身体变化
体　重	无明显变化。
子　宫	子宫内膜受到卵巢分泌激素的影响，血管扩张，水分充足，宫壁变得更软、更厚，但从外表看不出任何变化。
乳　房	乳房稍硬，并且敏感易痛，乳头颜色变深。
体　温	排卵后基础体温稍高，持续3周以上可能会波动在37.0℃～37.5℃，准妈妈不要误认为是发热感冒而随便吃药。
妊娠反应	激素分泌失衡，准妈妈出现恶心、呕吐症状，或有乏力、畏寒等"类感冒"症状。
其　他	尚无明显变化。

◆ 超乎想象：本月胎宝宝发育变化

孕1月胎宝宝发育参照表	
指标项	身体发育
胎　长	0~0.2厘米。
胎　重	0~1.0505微克。
五　官	尚未形成。
四　肢	身体尚无分化，四肢尚无。
器　官	受精卵不断分裂，一部分形成大脑，另一部分则形成神经组织。
胎　动	胎盘开始发育，只是微小的胚芽，暂无胎动。
其　他	脐带开始发育。

◆ 抓重点！本月再忙也要做的事

1."该不是怀孕了吧？"——很多人都是因为月经晚了才开始有了感觉，去医院确定是否怀孕。

2."莫不是感冒了吧？"——怀孕身体燥热、倦怠，出现类似感冒的症状，看看是不是妊娠反应，切忌草率治疗。

3. "不会有事儿吧？"——尽管是怀孕初期，同样不要进行剧烈运动，同时，泡澡不要过热，水温最好不要超过40℃，更要远离放射线辐射。

◆ 本月主打营养素：叶酸

【释义】叶酸是维生素B复合体之一，相当于蝶酰谷氨酸（pteroylglutamic acid，PGA），是米切尔（H. K. Mitchell，1941）从菠菜叶中提取纯化的，故而命名为叶酸。

【作用】有促进骨髓中幼细胞成熟的作用，人体如缺乏叶酸可引起巨红细胞性贫血以及白细胞减少症，叶酸不足时，抗体会减少，抵抗力将减弱。孕1月是胎儿神经管发育的关键时期，补充叶酸可降低胎儿神经管的缺陷。

【用量】每日摄取量：成人的建议是180～200微克，孕妇加倍，哺乳期的女性在头6个月需要280微克，之后的6个月则需260微克。一般认为，对于无叶酸缺乏症的孕妇来说，每日摄取不宜过多。必要时服用孕妇专用的叶酸制剂，而不是普通用于治疗贫血所用的大含量（每片含叶酸5毫克）叶酸片。

【食补】叶酸广泛存在于天然动植物类食品中，尤以酵母、肝及绿叶蔬菜中含量比较多。因此，准妈妈应多吃富含叶酸的食物，如面包、面条、白米和面粉等谷类食物，以及牛肝、菠菜、龙须菜、芦笋、豆类及苹果、柑橘、橙子等。

◆ 别嫌烦！胎宝宝喜欢准妈妈这么做

基础体温是体内变化的重要参考指标，还可以帮助早些发现怀孕哦。因此，从本月开始，准妈妈要做体温、血压、体重等日常的身体状况监测了，并对孕期出现的一些情况进行记录，必要时提供给医生。

末次月经：_____年_____月_____日

月初体重：_____

月末体重：_____

验孕时间：_____年_____月_____日

验孕结果：_____

妊娠反应开始的时间：___年___月___日

妊娠反应症状及程度：_____

本月准妈妈异常情况（如体温及血压异常、疼痛、阴道出血、下肢浮肿、头昏、视力障碍、患病及治疗过程等）：_____

你问我答：
准妈妈本月怀孕疑惑

◆ 怎么知道是不是真的"好孕"了

Q: 对于准妈妈来讲，越早确定怀孕，越能及早做好身心准备，对母子双方的健康都十分有益。那么，如何确定自己是否怀孕了？

专家在线：

下面就来认识一下怀孕的常见信号。

信号一：月经停止

停经是怀孕早期的最早、最重要的信号。有性生活史的健康育龄女性，如果平时月经规律，一旦月经过期10天以上，就应考虑到有怀

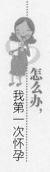
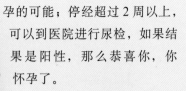

孕的可能；停经超过 2 周以上，可以到医院进行尿检，如果结果是阳性，那么恭喜你，你怀孕了。

信号二：早孕反应

多数女性停经 40 天左右，可出现头晕、乏力、嗜睡、唾液分泌增多、食欲不振、恶心呕吐等所谓的"早孕反应"。其中，恶心、呕吐常在早晨出现，在数小时内消失，即所谓的"晨吐"。多数人的早孕反应在 12 周后消失，但个别准妈妈早孕反应持续时间比较长，有的甚至在整个孕期都有反应。

信号三：尿频明显

准妈妈可能有排尿次数增多的现象，这是由于子宫增大后压迫和刺激膀胱引起的。

信号四：乳房胀痛

怀孕后，在雌激素和孕激素的共同刺激下，乳房逐渐长大，乳头和乳晕部颜色加深，乳头周围有深褐色结节，同时伴有敏感、胀痛等现象。这种胀痛感与经期前的感觉很相似，只是更强烈一些。

信号五：体温略高

正常情况下，女性在排卵前期体温较低，排卵期后体温较高。若月经到期未来，并且感觉到没有原因的心跳略快，就需要到药店买一支体温计测量，假如测量结果是一连 20 天体温都比平常略高，并且居高不下的话，你就极有可能怀孕了。

◆ 早孕试纸为何不是百分百可靠

Q: 听朋友说，早孕试纸测孕效果不错，我就购买了她推荐的一款。前两个月用试纸验尿，显示怀孕后兴冲冲去医院确认，却被医生告知没有怀孕，还说早孕试纸中所反应的是一种假阳性。之后又"诈和"了一次，让我对试纸的准确性产生了怀疑。

专家在线：

早孕试纸是通过检测尿液中人体绒毛膜促性腺激素（HCG）的值来确实是否怀孕的。如果试纸出现一条红线，表示阴性，说明没有怀孕；如果试纸出现两条红线，表示阳性，说明已经怀孕。

有研究标明，试纸检测怀孕的准确率为 75%，当试纸过期、操作不当时都会影响试纸的准确性。为提高早孕试纸的准确性，准妈妈使用时需注意以下细节。

注意试纸的生产日期

过期的早孕试纸容易出现假阳性现象，导致结果不准确。

按照操作说明进行

在自测前，仔细阅读说明书，取晨尿，按照操作说明进行测试。

留心非孕因素导致的误测

尿中带血、子宫内膜增生、卵巢肿瘤、近期有过怀孕、过期流产或不完全流产等因素会导致假阳性，准妈妈需注意。

| 一句话提醒 |

要想获取是否怀孕的准确信息，最好去

医院验血。

◆ 酒后同房对宝宝有影响吗

Q：最近应酬比较多，再加上自己没事也喜欢小酌，可前几日去医院检查说怀孕了，就担心这样生出的宝宝会不会也受"酒精"之害，请问这个孩子还能要吗？

专家在线：

如果不是酗酒就不用担心。

有调查研究，只要能够顺利怀孕，那么，就证明精子和卵子是健康的，所以，并不是喝酒后怀孕的孩子都不能要，这是没有依据的。当然这并非意味着可以肆无忌惮地喝酒，最好克制，尤其是准妈妈，防止酒精通过胎盘传递给胎儿，出现"胎儿酒精征候群"等。

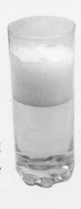

◆ 口服避孕药失败，孩子能留吗

Q：前几个月和老公行房，事后吃了紧急避孕药，但之后验出怀孕，这个孩子还能要吗？

专家在线：

最好不要。从优生的角度来看，女性口服避孕药避孕失败后所生的宝宝和在停用避孕药不足6个月而怀孕所生的宝宝，其先天畸形发生率较一般情况高。即便不是畸形，由于大多数避孕药都含有抑制排卵的雌激素和胚胎着床的孕激素，在避孕失败后已对宫内环境造成影响，使这个胎宝宝的成熟度、体重、生长速度与正常受孕的胎儿都有明显差别。从优生的角度出发，如果口服避

孕药失败而怀孕或停药短期内怀孕，都不要抱侥幸心理，要在医生指导下采取相应措施。

◆ 为什么怀孕了还会有"经血"

Q：一个月前，我发现自己总是晨起恶心、呕吐及喜吃酸食，到医院一检查，尿妊娠试验阳性，证实是怀孕了。可近来下体还是有少量出血，真的很纳闷，孕后为何还来月经呢？

专家在线：

孕初期，阴道出血的原因并不单纯，可能是先兆流产、宫外孕、葡萄胎等的信号，准妈妈要提高警惕予以重视。

先兆流产：先兆流产是胎宝宝发育不良的预警。胎儿是由受精卵分裂而成的。精卵结合后，受精卵首先停留在输卵管内进行分裂，先是一分为二，然后二分为四……直至分裂成一群细胞。受精卵在分裂增殖的过程中还进行移动，大约在受精3～4天后，移到输卵管口，到达子宫腔内，附在子宫内膜上，并深深地贴上去，1个月左右时着床于子宫内膜，不久之后，从着床的胚胞表面生成纤毛组织，形成胎盘。在胎盘完全形成之前，胚胎着床并不稳定，很多因素都可造成流产。

发生早期先兆流产时，胚胎与子宫壁会发生不同程度的分离，分离面的血管一旦破裂，就会造成阴道出血症状。在流血出现后数小时及数天，可伴有轻度下腹坠痛或胀感。这时准妈妈要卧床休息，心情要放松，不可焦躁不安，同时要禁止性生活。

宫外孕

宫外孕在医学上又称异位妊娠。正常情况下，受精卵在输卵管及其纤毛的作用下，运行至子宫腔

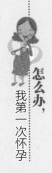
内发育。如果受某种因素影响，受精卵运行至卵巢、盆腔、腹腔等处即着床并开始发育，就被称为宫外孕。值得注意的是，宫外孕几乎无一例外要发生破裂，导致腹腔内大出血，而且发病又急又快，如果就医不及时，可能因失血过多而危及生命。

输卵管妊娠是最常见的宫外孕。由于输卵管的管壁非常薄，无法供给胚胎足够的营养，而且逐渐发育的受精卵使输卵管壁膨胀，会导致管壁破裂，在怀孕 7～8 周时便会产生不正常阴道出血，甚至有严重腹痛。随着腹腔内出血的增多，患者会出现面色苍白、烦躁、脉搏加快、皮肤湿冷、血压下降等失血症状，这表明病情危急，必须立即去医院就诊，医生会根据症状、触诊及超声波检查，来确定治疗方案。

葡萄胎

正常情况下，受精卵着床后，胚胎会生出许多绒毛并种植在母体的子宫上，胎宝宝就是靠这些大量的绒毛同母体进行物质交换，获得氧气、营养和进行新陈代谢的。如果由于胎盘绒毛滋养细胞异常增生等原因，间质发生水肿，形成大小不一的水泡。这些水泡间相连成串，状似葡萄，因而称为"葡萄胎"。葡萄胎常有不正常阴道出血、严重孕吐甚至心悸等症状，完全性葡萄胎具有局部侵犯和远处转移的潜在危险，一旦发现是葡萄胎后，准妈妈应立即去医院，根据医生意见刮宫，以免危及生命。

总之，孕妇一定要确认自己属于哪一种情况，在专业人员指导下合理治疗，才能确保平安无事。

| 一句话提醒 |

一般来说，在阴道出血量小，持续时间

短，并排除胚胎异常，保胎治疗有效的情况下，应根据医生意见，予以保胎，继续妊娠。反之，应及时止血，清除不正常的胚胎。

◆ 怀孕了还能与他"亲密接触"吗

Q：自从得知造人成功后，就对老公下达了"戒严令"，让他别再想"亲密接触"之事。时间久了，备受冷落的老公开始埋怨我。其实，我看到老公禁欲的难受样儿，又有点于心不忍。请问，怀孕期间能过性生活吗？

专家在线：

一般来说，孕期性生活对胎儿的不良影响，主要表现在孕早期和孕晚期，孕中期可适当进行性生活。

孕早期

胚胎正处于发育阶段，与子宫壁的连接还不紧密，而准妈妈孕激素分泌不足，也不能给予胚胎强有力的维护。如果进行性生活，很可能由于动作不当或精神过度兴奋，使子宫受到震动，导致流产。因此，孕早期应避免性生活，特别是有流产史者。

孕中期

由于胎盘已经形成，进入比较稳定的阶段，因此可以适当地过性生活，但也要掌握分寸，采取相应的措施，避免对胎宝宝造成影响。

孕晚期

准妈妈腹部逐渐隆起，性欲减退，且子宫口容易张开，若此段时间进行性生活，易导致感染及羊水早破，尤其是最后一个月，性交造成早产的可能性极高，此时最好禁止。

入不宜过深，频率不宜过快，时间不宜超过10分钟，否则，会造成阴道受伤和出血，甚至导致流产；性生活后，准妈妈应立即排尿并清洗外阴，以免引起泌尿系统感染。

4．性生活时，最好使用避孕套或做体外排精，避免让精液进入阴道，因为精液中的前列腺素被阴道黏膜吸收后，可促使子宫发生强烈地收缩，这不仅会引起准妈妈腹痛，还易导致流产、早产。

若能遵守以上几点，在妊娠期间不仅可以进行愉悦的性生活，而且还可以孕育出更加健康聪慧的宝宝。

| 一句话提醒 |

　　有习惯性流产的女性，整个孕期都应避免性生活，因为性兴奋能诱发子宫强烈收缩引发流产。

◆ 补充营养，多吃山楂有好处吗

Q：怀孕后，总想着多吃好的、喝好的，将来宝宝才能健康、聪明。日日进补使我口味变"刁"许多，以前很爱吃鱼，现在碰都不碰，以前爱吃红烧的，现在爱吃清炖的，还特别喜欢吃酸甜的食物。今天早上吃了山楂，不到3个小时候就脸色发白、呼吸困难，会不会是吃山楂出的问题呀？

专家在线：

对于从未有过怀孕经验又对新生命充满期待的你来说，当从医生那里得到明确诊断自己已怀孕的消息时，肯定会既高兴又紧张，但另一方面又会担心起自己的营养来。其实，如果你的身体

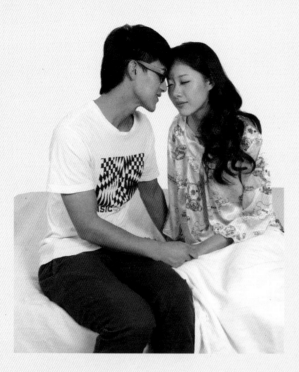

孕期性生活指导

从得知怀孕的那一刻起，准妈妈肩上就增加了一份责任。为避免发生意外，性生活必须有所顾忌，注意轻重。

孕期性生活应坚持以下原则：

1．夫妻性生活不能以单方的意愿进行，必须经过充分沟通并且双方同意的情况下才可进行。准爸爸在需要克制性生活时，应适当禁欲。

2．根据双方的习惯采取合适的性生活方式，并采取得当的体位或技巧。如丈夫背后抱住孕妇的后侧卧位、不压迫腹部的交叉体位或扩张体位。注意：为避免增加孕妇腹部负担，上下位和屈曲位应绝对避免。

3．在性生活前，夫妻双方要排尽尿液，进行清洗；性生活时，动作宜轻柔缓和，不粗暴，插

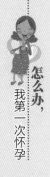

状况一直很好，营养供给均衡，也没有节食的经历，那么在妊娠第 1 个月的营养供给和饮食选择问题上，你可以不必太费心思，就按照以前的营养习惯，保证自己的食品选择是多样的、充足的就可以了。如果你本身体质不好，平时营养不够，就得强化营养摄取。

有早孕反应时，大多数准妈妈爱吃带酸味的食品，但对于山楂准妈妈最好"敬而远之"。因为在孕早期食用山楂，会加速子宫收缩，导致早产。如果孕妇特别想吃酸的食物，可用其他水果代替，如橙子、柚子、橘子、葡萄等，当然一次也不能过量。

◆ 孩子还没生，胎教真的管用吗

Q：自从怀孕后，老公的父爱天性被发挥出来了！他整天在我耳边唠叨胎教的重要性，还怂恿我去参加胎教训练班。可我既要忙于工作又要照顾家务，哪有时间进行什么胎教呀！更何况，胎教真有那么神奇吗？能培养出神童吗？

专家在线：

提倡孕期进行科学的胎教，并不是因为胎教可以培养神童，而是因为胎教可以发掘个体的素质潜能，让每个胎儿的先天遗传素质获得最优秀的发展。

科学胎教是指在保证充足的营养与休息的条件下，对胎儿实施定期、定时的声音和触摸的刺激。声音包括胎教音乐、父母亲的语言、爱抚、对话；触摸包括准妈妈或准爸爸用手轻轻抚摸或者拍打胎儿。研究证明，采取适当的方法和手段，开展全方位的胎教，可以促进胎儿感觉神经和大脑皮层的感觉中枢更快地发育，这样坚持下来，可在胎儿大脑中形成粗浅记忆，有助于小生命的健康发育，等宝宝出生后，他的听觉会比一般宝宝灵敏，记忆力也比较强。当然，如果胎教能与出生后的早期教育很好地结合起来，宝宝将会在未来的成长过程中更加优秀。

饮食参考：
准妈妈怀孕了该怎么吃

◆ 不可或缺，本月准妈妈所需营养素

胎宝宝的营养是发育的关键，建议孕妈妈在孕 1 月，多摄入以下几种营养素。

蛋白质

蛋白质是组成人体组织、器官的基本物质，准妈妈如果缺乏这种营养素就会造成胎宝宝生长缓慢、发育不良。对于妊娠 1 个月的准妈妈来说，蛋白质的供给不仅要充足，还要优质，准妈妈每天在饮食中应摄取蛋白质 60 ～ 80 克，其中应包括来自于鱼、肉、蛋、奶、豆制品等食品的优质蛋白质 40 ～ 60 克，以保证受精卵的正常发育。

叶酸

叶酸关系到胎宝宝的神经系统发育（推荐阅读：本月主打营养素）。准妈妈应多食富含叶酸的各种绿色蔬菜（如菠菜、生菜、芦笋、小白菜、西兰花

等），及动物肝肾、豆类、水果（香蕉、草莓、橙子等）、奶制品等。

豆类

这里所说的豆类主要是指大豆和大豆制品。大豆的营养价值很高，大豆含量中蛋白质占40%，不仅含量高，而且多为适合人体智力活动需要的植物蛋白。大豆含脂肪量也很高，约占20%。在这些脂肪中，油酸、亚油酸、亚麻酸等优质聚不饱和脂肪酸又占80%以上，这就更能说明，大豆是高级健脑食品。大豆制品营养也很丰富，且易消化吸收。准妈妈适当多吃些大豆制品，可使人体吸收到多种必需的营养素，对自己和胎宝宝都有益。

| 一句话提醒 |

个别孕妇长期大量服用叶酸可出现厌食、恶心、腹胀等胃肠道症状，因此，服用叶酸一定要按照医生推荐的剂量，不可滥服。

◆ "好孕"食谱，对妈妈、宝宝都好的饮食

饮食原则

胎儿在母体内生长发育，依赖的是母体的营养物质，因此准妈妈要养成良好的饮食习惯，不偏食，不挑食，加强营养，特别是蛋白质、矿物质和维生素的摄入。在正餐之外，还要适量多吃

些脱水水果（葡萄干、梅干、杏干、无花果等）等，以防止便秘的发生。

食谱举例

1. 草莓绿豆糯米粥

做法： 将100克糯米淘洗干净；30克绿豆用清水浸泡4小时，将两者同放入锅内，加水适量，用旺火烧沸后，转微火煮至米粒开花、绿豆酥烂时，加入10克洗净的草莓、适量白糖搅匀，稍煮一会儿即成。

益处： 此粥含有丰富的蛋白质、碳水化合物、钙、磷、铁、锌、维生素C、维生素E等多种营养素，能确保体内胎儿的正常生长发育。

2. 玄参红枣茶

做法： 将20粒红枣泡软后，去核洗净，与3克玄参一起放入瓦煲中，加水适量，以文火煮成两杯左右。

益处： 此茶具有补气安神、益气养血之效，多饮几次，可有效改善准妈妈失眠症状。

3. 开胃三丝

做法： 将1根黄瓜去蒂、洗净，用凉开水冲一下，切成细丝，放入盘内；100克山楂糕切成细丝，放在黄瓜丝上；两个鸭梨去蒂、削去外皮，去核，切成细丝，放入盘内，与黄瓜丝、山楂糕丝轻轻拌匀，再将适量白糖撒入盘中，滴入几滴香油，调拌均匀即可食用。

益处： 此菜含有丰富的优质蛋白质和维生素C、维生素D、维生素B_{12}和胡萝卜素及叶酸、钙、锌、磷、碘、铁等矿物质，能提供孕早期所需的营养成分。

4. 乌鸡补肾汤

做法： 将1只乌鸡洗净；金樱子、枸杞子、钩藤、鸡血藤、毛狗脊各15克（中药店有售）冲

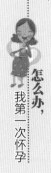
洗干净，用布包好，放在鸡腹腔里，锅内加清水、葱、姜、料酒等与鸡一起用旺火煮沸，转为小火炖至鸡肉烂熟，加食盐等调味即成。

益处：此汤滋阴补肾、益气养血，对精血亏损的准妈妈有较好的补益作用。

5. 黄豆炖排骨

做法：把 100 克黄豆和 500 克排骨洗干净。锅内加入清水，放入排骨和黄豆，先大火烧开再小火煨 20 分钟，最后放适量盐调味即可食用。

益处：此菜能为人体提供优质的蛋白质、大量磷酸钙、骨胶原、骨黏蛋白等，适合孕早期准妈妈食用。

6. 萝卜炖羊肉

做法：将 500 克羊肉洗净，切成小方块；300 克萝卜，切块；20 克香菜洗净，切段。将羊肉、生姜片放入锅中，加入适量的水，大火煮沸后改用文火煮 1 小时，再放入萝卜块煮熟，最后放入香菜、精盐调味即成。

益处：此菜可为准妈妈提供充足的营养，且味道鲜美，适用于孕期消化不良的准妈妈食用。

7. 红烧黄鱼

做法：将 1 条黄鱼刮去鳞，掏净内脏及腮，洗净，在鱼身两面斜直切上几刀，用精盐腌渍；100 克猪瘦肉切丝、100 克青菜切段；炒锅内加花生油，中火烧至六成热，加入葱段、姜片炒几下，倒入肉丝，放入绍酒、醋、酱油、清汤烧至沸，将鱼放入锅内小火熬炖 20 分钟，撒上青菜、蒜、精盐，淋上芝麻油盛入汤盘内即成。

益处：此菜具有养脾益肾、健胃消食的功效，适用于脾胃虚弱，食欲不振的准妈妈食用。

8. 火腿洋葱汤

做法：将 50 克洋葱洗净切丁；15 克火腿切丁；

15 克青豆洗净；两个鸡蛋磕入碗中，加少许盐搅成蛋液备用。锅内放油烧热，放入洋葱丁、青豆略炒，加水煮沸，再加入火腿，倒入蛋液，搅散成蛋花，淋入香油即可。

益处：此汤具有益智补脑，健脾开胃的功效，适用于体虚乏力，食欲不振的准妈妈食用。

◆ 饮食宜忌，吃得安心孕育才更放心

宜：

1. 准妈妈日常食物要多样化，烹调时要尽量减少营养素的损失。

2. 准妈妈在炒菜、吃涮羊肉等时一定要把肉炒熟涮透再吃，以防生肉中的弓形体原虫感染胎儿。

忌：

1. 少食味精。摄入过多的味精会消耗大量的锌，导致准妈妈体内缺锌。

2. 少食甜食。经常食用高糖食物，常常会引起糖代谢紊乱，甚至出现孕期糖尿病。

除烦解忧：
准爸爸按摩助你"好孕"

◆ 妊娠头痛——手部、背部、足部按摩方法

孕初期，有些准妈妈因过劳或精神因素的影响，会经常出现头痛，同时还可能伴有忧郁症和神经症。此外，肌肉的紧张、妊娠压力也是导致

头痛的部分原因。

头痛发作时，丈夫可以为准妈妈按摩，能够让孕妈妈感觉好一些。

手部按摩

丈夫先把手搓热，同时搓揉妻子手，使其温暖，然后用大拇指搓揉神门穴、阳池穴、虎口穴，每穴搓揉 4 秒钟，重复 3 次。

背部按摩

丈夫用大拇指搓揉肺俞、肾俞、肝俞、命门穴，每穴搓揉 4 秒钟，重复 3 次。

足部按摩

丈夫用大拇指按揉太冲穴、公孙穴、三阴交穴、涌泉穴，每穴按揉 4 秒钟，重复 3 次。力度以胀痛为宜。

另外，在日常生活中也可用以下方法防治。

1. 戴头带。在头上绑一绷带，可减少流向头皮的血液，因而减轻偏头痛。

2. 勿嚼口香糖。咀嚼时的反复动作可能使肌肉紧绷，因而引发紧张性头痛。

3. 饮食护理。多食富含维生素 B_1 的谷类、豆类食物以及新鲜水果、蔬菜等；戒烟酒；避免应用致敏的药物及某些辛辣刺激性食物，煎、炸食物以及酪胺含量高的易诱发偏头痛的食物，如巧克力、乳酪、柑橘、酒精类食物。

4. 合理安排作息时间。生活要有规律性，起床时间不能早于 6 时 30 分，午休小憩一会儿很有益，晚间休息前洗热水浴或用热水泡脚，不宜饱食、吸烟、饮浓茶或做过量的运动。

◆ **乳房疼痛——手部、背部、足部按摩法**

自受精卵着床的那一刻起，伴随着体内荷尔蒙的改变，孕妇的乳房也会作出相应反应。因此，孕初期的准妈妈会觉得乳房肿胀，甚至有些疼痛。而且随着乳腺的肥大，乳房会长出类似肿块的东西。这些都是怀孕早期的正常生理现象，不必过于担心。

手部按摩

丈夫用拇指和食指按压准妈妈食指与中指交汇点的疼痛穴，1 次两秒钟，重复 4 ～ 5 次。以同样方式按摩另一只手。

背部按摩

妻子俯卧，如果秋冬，背部铺上浴巾等，注意选准位置，即用拇指和食指轻轻按压脊椎中间位置 4 秒钟，重复 3 次；然后掌擦第 5 腰椎至第 7 腰椎位置，力度适中，有发热感为宜。

足部按摩

将妻子的脚放在怀里，用双手握住脚背前部，四指在下，拇指在上，然后以拇指用力向两边划弧，力度与姿势以孕妇感到舒服为宜，动作均匀，每次持续 5 秒钟，重复 10 次。

另外，在日常生活中也可用以下方法防治。

1. 穿稳固的胸罩。胸罩除了防止乳房下垂外，更重要的作用是防止已受压迫的乳房神经进一步受到压迫，消除不适。

2. 试用热敷。热敷是一种传统的中医疗法，可用热敷袋、热水瓶或洗热水澡等方式缓解乳房痛。如果采用冷、热敷交替法，消除乳房不适症效果会更好。

3. 改变饮食习惯。采用低脂高纤的饮食，食用谷类（全麦）、蔬菜及豆类的纤维。

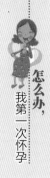
◆ 消化不良——手部、足部按摩方法

怀孕后，孕妇体内的孕激素含量增加，会使胃肠蠕动减弱，胃酸分泌减少，加上逐渐增大的子宫压迫胃肠，妨碍了消化活动，难免会出现消化不良、恶心、呕吐等症状。

手部按摩

丈夫与妻子对坐，然后用大拇指轻按合谷穴，丈夫上班或不在身边，自己也可以用另一只手随时轻轻按压。

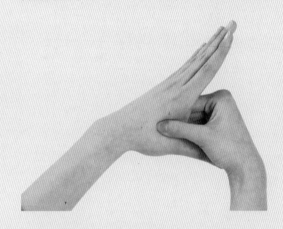

足部按摩

妻子俯卧，丈夫轻轻将脚向背部方向成90度折起，首先用大拇指轻按涌泉穴，1次4秒钟，重复3次，以妻子舒服为宜。

另外，在日常生活中也要注意防治。如准妈妈要尽量克服消化不良的困扰，采用少食多餐、清淡饮食等方式来达到吸收营养的目的。因为，食物在消化道中停留的时间越长，胎儿吸收的营养就越多，这正是胎儿成长的需要。

轻松怀孕：
明明白白孕后那些事儿

◆ **孕期得病，切莫自作主张乱吃药**

当得知体内有一颗生命的种子萌芽，每个准妈妈肯定会倍加呵护自身健康。但由于孕期抵抗力下降，疾病可能不期而至，生病了一味地硬挺着，对胎儿也是不利的，应在医生指导下科学用药。哪怕是小感冒，也不能随意服用药物。否则，那些帮助母体抵抗疾病的药物将很可能传导给胎儿，并且毁灭这个正在成长的小生命。

常用药物对胎儿的危害参照：

1 抗生素类药物：链霉素、阿米卡星等可导致胎儿先天性耳聋。

2 抗癫痫类药物：如苯妥英钠，可使胎儿发生唇裂、腭裂、小脑损害和先天性心脏病。

3 抗肿瘤类药物：如腺嘌呤、环磷酰胺，可引起无脑儿、脑积水、腭裂和死胎。

4. 激素类药物：如睾酮衍化而来的合成孕激素，可引起女胎男性化，出现阴蒂肥大、阴唇融合粘连与局限性外阴异常；可的松可引起唇裂或腭裂；口服避孕药可引起先天性心脏病。

5. 抗过敏类药物：如氯苯那敏及苯海拉明，可使胎儿肢体缺损、唇裂及脊柱裂等。

6. 抗疟类药物：如奎宁、氯喹及乙胺嘧啶等，可使胎儿发生脑积水、四肢缺陷、耳聋和视网膜病变。

7. 镇静安眠药：如氯丙嗪，可导致视网膜病变。

怀孕初始由于身体发热，大多被误认为感冒，所以常常发生服药的情形，如果服药的时期恰好与怀孕的时期相同，要请医生评估对胎儿的影响，采取合理的补救措施。

◆ 孕期胸透，照 X 线不得超过 1 拉德

X 射线属于一种电磁波，其波长短、能量高，若不在严格控制下使用，将会对身体产生损伤。X 线检查对胎儿有哪些危害？怀孕 6 周以前，易流产，死亡，畸形；6 周后诱发白血病的几率升高，也易引起身体或精神发育迟缓。尤其在胚胎发育第 8 周以前，是全身各个器官形成的关键时期，此时若接触 X 射线，会使这些尚未发育定型的细胞组织产生突变，小头先天畸形的发生率也会增高。

那么，各种 X 线检查所产生的剂量是多少？ X 线片：头部 0.04 拉德，胸部 0.00007 拉德，腹部 0.245 拉德，静脉肾盂造影 1.398 拉德；CT：头部

0.05 拉德，胸部 0.1 拉德，腹部 2.6 拉德，腰椎 3.5 拉德，骨盆 0.25 拉德。因此，国际放射防护委员会认为：整个怀孕期间接受 X 线剂量不得超过 1 拉德，即使是临床确需检查也应对子宫部位放置防护装备。若超过 10 拉德，必须终止妊娠。

若孕妇在不知情的状态下受了 X 射线，应尽量保留拍片记录，这样以便医生协助你判断胎儿的安全性。

◆ 孕育账单，明明白白三笔基本花销

孩子估计算是一生中最大的投资了！准爸妈最好先做好财务规划，合理安排经济支出，以免关键时刻手头拮据。

一般来说，花在孕育期间的费用主要是三部分：孕期营养费用、孕期检查费用、生产费用。当然，准妈妈根据体型变化添加的一些衣物、宝宝的物品准备及产后的调理开销也是一个不小的数目。

下面为大家列一张详细的孕育账单：

孕前期财务	孕前补充 孕前需要补充的营养包括蛋白质、维生素等。投资在营养品的花销大概为 600~1500 元之间。根据各家的收入情况，花费也会有所不同。 免疫投资 这项投资指孕前检查以及注射免疫疫苗，所需要的资金大概在 200~500 元之间。根据各地区的情况，所需费用也不同。 保险投资 由于怀孕分娩是一件有风险的事情，许多有条件的家庭会考虑上生育分娩的商业保险，这是一项非常聪明的选择。通常情况下，生育保险要在怀孕前 10 个月投保才有效，要切记这一点。

孕中期财务	营养投资：根据孕期的不同，准妈妈要做相应的营养补充，如服用孕妇奶粉、食用多种维生素等，这方面的差异比较大，无法做出精细的预算。
	孕检投资：孕检是每个准妈妈都不能避免的，在整个孕期，平均要做10次左右的孕检，总费用一般在1000~2000元左右。
孕后期财务	分娩财务 如果以前的花销是细水长流，现在就需要一大笔费用了。 顺产：包括接生费、住院费、护理费，大约需要2000~3000元（各地区的医疗状况不同，需要按当地的具体情况而定）；如果是剖腹产，需做5000~8000元的准备。 产后投资 准妈妈住院后，特别是剖腹产后，需要进行滋补，一般花费也要在2000元左右。

◆ 布置房间，以新环境迎接人生新阶段

怀孕后，准妈妈应尽量把居室布置的卫生、舒适、温馨，才能与孕妇的身体变化相适宜。以下几个方面必须特别注意：

保证居室内空气清新

调查表明，家庭装修中的有害气味，会严重影响母子健康。因此，如果家里的房子刚装修过，最少要有半年以上时间的开窗通风后再入住。入住后应继续保持通风，以保证居室的空气清新。

保证居室内温度、湿度适宜

居室内温度宜保持在 20℃ ~ 22℃，湿度宜保持 50% 左右。如果温度太高，使人头昏脑胀、精神不振、昏昏欲睡、烦躁不安；温度太低，使人身体发冷，易于感冒。湿度太高，会使被褥发潮，人体关节酸痛；湿度太低，会使人口干舌燥、鼻干流血，均不利于母子健康。

为了使居室内温度与湿度保持在一个相对恒定的范围，准妈妈要注意室内外的温度变化，随时调节自己的服装和饮水。当室内太干时，可利用加湿器，或在暖气上放盆水，火炉上放水壶，地面上洒水；室内太湿时，可以放置去除潮湿之物或开窗通气。

保证居室内床铺舒适

准妈妈怀孕后比较嗜睡，这是妊娠早期的生理需要，因此，温暖舒适的床铺显得尤为重要。具体说来，孕妇适宜睡木板床，铺上较厚的棉絮；枕头以 9 厘米（平肩）高为宜；被子以全棉布包裹棉絮，不宜使用化纤混纺织物作被套及床单；蚊帐的作用不止于避蚊防风，还可吸附空间飘落的尘埃，以过滤空气。

另外，居室中最好能有优美的音乐，以利于准妈妈舒缓心情，保持愉悦平静的心态。但一定要注意选择合适的音乐，噪音会使准妈妈心烦意乱、听力下降，会使宝宝不安、早产，甚至脑功能受损，应尽量避免。

◆ 胎教日记，记录孕期心得留作纪念

如今，大多数准妈妈只生一个孩子，为了纪念这唯一的孕育经历，很多准妈妈都会通过写胎教日记的形式，保留下胎宝宝的"成长史料"。还

有些准妈妈怀孕后总感觉不安，担心自己生下畸形儿，担心怀孕后失去丈夫的爱，为了更好地梳理心情，缓解忧虑，也可通过日记来记录心得。

胎教日记的时间可选在睡前或闲暇时。准妈妈要根据自己的实际情况，记录下每天为胎宝宝成长所做的胎教内容，胎宝宝的反应，自己的生活活动、天气及当天要闻等。胎教日记的形式可随意，既可以做成表格；也可以像小学生记日记一样，每一页这样开始：×年×月×日，星期×天气×；还可以如同记流水账一样，按时间顺序记录。如：×年×月×日。

当然，怀孕期间的感受并不仅仅是舒适和幸福，准妈妈还可将自己在工作、生活中遇到的烦恼、忧愁坦率地写在日记中，一边记日记一边思考，让自己的想法逐渐向积极和肯定的方向转变。除了文字内容，准妈妈还可以把B超检查结果、孕期照片贴在日记本上，等宝宝出生后拿给他看，一定会比千言万语更能传达自己心中的深厚爱意。

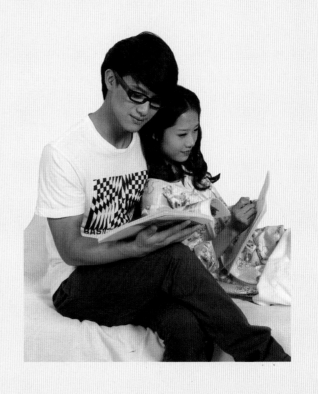

怎么办，
我第一次怀孕

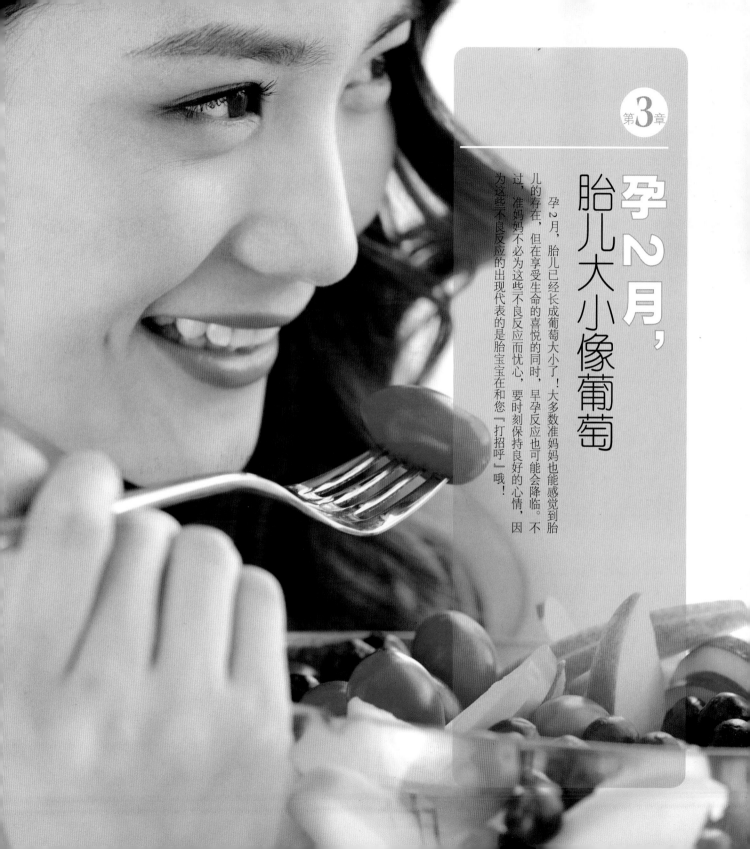

第3章

孕2月，胎儿大小像葡萄

孕2月，胎儿已经长成葡萄大小了！大多数准妈妈也能感觉到胎儿的存在，但在享受生命的喜悦的同时，早孕反应也可能会降临。不过，准妈妈不必为这些不良反应而忧心，要时刻保持良好的心情，因为这些不良反应的出现代表的是胎宝宝在和您『打招呼』哦！

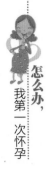
◆ 显而易见：本月准妈妈身体变化

孕2月准妈妈身体变化参照表	
指标项	身体变化
体　重	体重会增加400～750克。
子　宫	子宫略为增大，如鸡蛋般大小，子宫质地变软。如果阴道出血或下腹部疼痛、发胀，可能是流产的先兆或异位妊娠，应尽快联系医生。
乳　房	乳房有增大、胀痛感，间或会有刺痛或者抽动感觉。
妊娠反应	早孕反应由轻到重，多有早晨呕吐、流涎、头晕、乏力、嗜睡、恶心、呕吐等表现，饮食上挑食，倾向于喜欢酸性、厌油腻等反应。
其　他	体内除了女性激素发生改变外，其肾上腺激素分泌亢进，这可能会使准妈妈心理比较紧张。从心里厌倦多说话，不愿做家务，只是希望静静地呆在家里。孕6～10周是胚胎腭部发育的关键时期，准妈妈特别要注意安定好情绪。

◆ 超乎想象：本月胎宝宝发育变化

孕2月胎宝宝发育参照表	
指标项	身体发育
胎　长	0.2～2厘米。
胎　重	1～4克。
五　官	眼睛、嘴巴、耳朵出现轮廓；鼻部膨起，人脸的模样基本形成。
四　肢	手、脚处于萌芽状态，手指开始发育。
器　官	5～6周脑和神经细胞生成。脑、脊髓、眼、听觉器官、心脏、胃肠、肝脏初具规模。心脏划分为左心房和右心室，每分钟心跳可达150次。
胎　动	子宫内底锐膜内绒毛大量增加，逐渐形成胎盘，但孕妇感觉不到胎动。
其　他	用超声波检查能清楚看到胎芽。脐带也开始形成。骨骼处于软体状态。

◆ 抓重点！本月再忙也要做的事

　　1. 不知道为什么就整天心不在焉——怀孕后期带给准妈妈的是生理变化，前期则更多是心理的变化。本月应该进行一次较为全面的孕期检查。

加入咸蛋黄继续煮30分钟,之后加入咸蛋白,煮10分钟即成。

益处:此粥富含蛋白质、维生素,对脾肾有益,孕妇常食,可平肝火、止牙痛。

3. 姜汁甘蔗露

做法:将10克姜去皮洗净,磨成姜茸,榨出姜汁1茶匙;50克甘蔗榨出甘蔗汁1杯;将姜汁加入甘蔗汁拌匀,隔水炖约20分钟即成。

益处:姜汁能驱寒、健胃、止呕;甘蔗汁则能清热生津,下气润燥。孕妇常食,可治反胃、呕吐。

4. 鲜姜蒸蛋

做法:将20克鲜姜洗净,用刀拍松,切块。锅置火上,倒入开水,加红糖、少许醋、姜块,煮5分钟,倒出,拣出姜块,晾凉姜糖水备用。将鸡蛋磕入碗中搅散,再加入晾凉的姜糖水搅匀,入笼蒸10分钟即可。

益处:红糖、生姜有活血祛瘀、温中散寒的作用,孕妇常食此品,可预防风寒感冒。

5. 醋止呕汤

做法:将两个鸡蛋磕入碗内,用筷子打散,加入白糖、米醋,搅匀。锅中加入水,上旺火烧沸,倒入碗内鸡蛋液,煮沸即可食用。

益处:鸡蛋富含优质蛋白质;米醋可促进消化,减少油腻,孕妇常食,可减轻恶心、呕吐等妊娠反应。

6. 枸杞莲子汤

做法:将150克莲子用开水泡软后剥去外皮,去莲心,再用热水洗两遍;25克枸杞子用冷水淘洗干净备用。锅内加水,放莲子煮沸,再放入枸杞子,煮10分钟,加入适量白糖即成。

益处:此汤补中益气,养心安神,是准妈妈缓解眩晕、耳鸣、腰酸、气短等症的食疗佳品。

7. 红枣葱白汤

做法:将20枚红枣洗净、泡发,放入锅中,加水250毫升,用中火煮20分钟,再加入8根葱白,继续用小火煮15分钟即成。

益处:此汤具有养心、健脾胃的功效,适用于孕早期经常头晕、失眠的准妈妈。

8. 椰子糯米蒸鸡饭

做法:将100克椰子肉切成小块,加100克糯米、适量鸡肉,置于有盖的瓷盅内,隔水蒸熟即成。

益处:此饭具有补脾,益心,养气力的功效,适用于四肢乏力、食欲不振的准妈妈。

◆ 饮食宜忌,吃得安心孕育才更放心

宜

1. 为了缓解妊娠反应,准妈妈可以选择口感清爽、富有营养的东西,如西红柿、黄瓜、彩色柿子椒、鲜香菇、苹果等,它们色彩鲜艳,营养丰富,可诱发食欲。

2. 早餐应该吃温、热的食物,以保护胃气。尤其是在寒冷的冬季,享用一碗热稀饭、热燕麦片、热奶、热豆花、热汤面等热食,可以起到温胃、养胃的作用。

忌

3. 避免饮浓茶、浓咖啡及碳酸型饮料。准妈妈最理想的饮料是白开水。

4. 避免吃方便面等速食品,尤其是在怀孕的

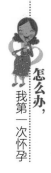
前 3 个月。常食速食品纵然吃足了蛋白质，但却使必要的脂肪酸未达到营养需要，容易影响胎儿的正常发育生长。

除烦解忧：
准爸爸按摩助你"好孕"

◆ 白带异常——手部、背部、足部按摩方法

女性怀孕后，外阴部的皮肤更柔弱，皮脂腺及汗腺的分泌较体表其他部位更为旺盛。同时，由于阴道上皮细胞通透性增高，以及子宫颈腺体分泌增加，白带等阴道分泌物会有所增加。如果外阴不发痒，白带也无臭味，就不用担心。如果出现外阴瘙痒或白带过多、呈黄绿色、豆腐渣样，这是白带异常的表现，应及时去医院进行相关的妇科检查和治疗，以免炎症长期得不到治疗，感染至上行诱发其他器官炎症，给治疗加大难度。

手部按摩

丈夫用大拇指按揉内关穴、后溪穴，每穴各 4 秒，重复 3 次。每天按摩 1 回，10 回为 1 个疗程。

背部按摩

取俯卧位，丈夫沿脊柱两侧至尾骨方向反复推擦，速度不可过快，力度均匀，每推擦 5 个回合，即用手掌画圆的方式，按顺时针方向搓摩尾骨 1 次，直到发热为止。

足部按摩

用大拇指轻轻按摩涌泉穴 3 次，每次 4 秒钟。此后，用大拇指按摩输尿管反射区，上下按摩 3 次，每次 4 秒钟。

另外，在日常生活中也可通过以下方式进行防治。

1. 准妈妈平时宜穿着轻柔的纯棉衣物或丝绸类衣物，这样的衣物不刺激皮肤，吸汗且令准妈妈行动方便。内衣内裤最好选择有伸缩性、通气性和吸湿性的纯棉制品。内裤的宽松、舒适度也需注意，不要选择紧勒在肚子上或大腿上的紧身内裤，应选择尽可能宽松的，到肚子相当大的时候，也能将肚子完全遮住的内裤。

2. 注意保持内裤及会阴部清洁。注意：在进行阴部清洁时，不可用高锰酸钾液洗，不可用碱性肥皂水洗。

3. 少吃辛辣刺激的食物，以免助湿生热，诱发各类炎症。

| 一句话提醒 |

每天洗完澡或者洗完私处后，别急着穿上内裤，可穿上宽松的长衫或裙子，等阴部干爽之后，再穿上内裤，这样可让私密处更干爽。

◆ 疲劳易困——面部、耳部、足部按摩方法

孕初期，受早孕反应的影响，大多数准妈妈会感觉四肢乏力，困倦，贪睡，尤其是上班族准妈妈，由于身心压力大，更容易感觉疲劳，提不起精神。这是准妈妈体内激素变化所导致的，是孕早期的正常反应之一，怀孕 3 个月后会自然好

转，准妈妈不必过于担心。

面部按摩

妻子坐势，微闭眼以养神，丈夫先用拇指从正面按压头顶的百会穴5秒以上，重复3次。然后站妻子背后，用双手中指分别按压妻子左右太阳穴约5秒，再做小幅度旋转，顺时针、逆时针各重复4～5次。

耳部按摩

丈夫用食指和中指捏住耳垂并向下或向旁边拉扯3次，每次持续4秒，力度要轻。

足部按摩

丈夫先用手掌将妻子脚心搓热，如果妻子怕痒，可以采取捏整个脚，然后拍打的方式，也可以垫一根棉质的小手巾在脚心上，之后，用大拇指轻轻按压涌泉穴3次，每次4秒钟。

另外，在日常生活中也可通过以下方式进行防治。

1. 保证充足的睡眠和休息，并尽量养成睡午觉的习惯，对于工作的准妈妈尤其重要。

2. 长时间保持固定姿势，会影响心血管、神经系统功能，使人容易感到疲劳、困倦。因此，准妈妈不要长时间坐着或站着。在工作间隙，哪怕是5分钟、10分钟，也要抽空到室外或阳台呼吸新鲜空气，活动一下身体，以解除疲劳。

3. 房间内空气不流通，也会使人感觉不舒服，增加困倦、疲劳感，这些对准妈妈和胎宝宝都有危害。建议准妈妈在晚睡前、早起后，打开窗户，换进新鲜的空气。

| 一句话提醒 |

　　准妈妈无论如何疲倦难当，也不要以咖啡、浓茶、可乐、糖果、甜腻的蛋糕来振奋

精神，它们带来的短暂兴奋一过，血糖会直线下降，反而会比之前更加疲倦。

◆ 妊娠呕吐——手部、背部、足部按摩方法

孕早期，大多数准妈妈会出现恶心、呕吐等妊娠反应，且嗅觉特别灵敏，嗅到厌恶的气味也会引起呕吐。妊娠呕吐的症状轻重不一，症状轻者食欲下降，偶有恶心，犯吐，且多在早晨起床后数小时内出现；症状严重者呕吐频繁，吃什么吐什么，甚至不能进食、全身乏力、明显消瘦、小便少、皮肤黏膜干燥、眼球凹陷等。这种情况下，为避免影响母体健康和胎儿发育，就需要去医院加以治疗，必要时要住院输液。

手部按摩

丈夫用大拇指轻按内关穴5次，每次4秒钟。

背部按摩

丈夫先用温水洗手，然后用掌心大范围地轻轻敲打和推挤腰椎穴位。每日1～2次。

足部按摩

丈夫用掌心揉搓足弓处的输卵管反射区，也可以用大拇指滑动按摩9次左右。然后，用大拇指挤压肠胃反射区、胰脏反射区、十二指肠反射区，以有热感为宜，每天早晚各1次。

另外，在日常生活中也可通过以下方式进行防治。

1. 每次服1小勺蜂蜜，每日3次。

2. 鲜生姜1片，放口中咀嚼。

3. 甘蔗汁1杯，加生姜汁少许，一次服完。

4. 柚子皮20克，切碎，煎水代茶饮，每日1次。

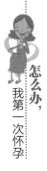
轻松怀孕：
明明白白孕后那些事儿

◆ 遛遛弯，孕早期最适宜的活动

由于胚胎刚刚种植到宫腔中，胎盘尚未牢固地"扎下营盘"，胎儿和妈妈的连接还不稳定，的确不宜进行过度剧烈的运动，但并不是说这个阶段的孕妇就不能动了，相反，适当的运动能缓解怀孕后出现的呼吸困难、腰腿疼痛、便秘等症状，对孕妇和胎儿都是有好处的。

散步是孕早期最适宜的活动，不仅如此，在整个怀孕期间，散步都是最适合的运动。人的双脚上有无数的神经末梢与大脑紧密相连，同时，脚部也是足三阴经的起点及足三阳经的终点，加之踝关节以下有 60 多个穴位，经常散步就会刺激这些穴位，有助于增强血脉，调理脏腑，疏通经络，改善全身器官组织的功能。此外，散步还是陶冶心情、调节身心疲劳的有效手段，且有利于呼吸新鲜空气，促进全身血液循环，增强新陈代谢，加强肌肉活动，为顺利分娩打下良好基础，因此准妈妈应坚持每天都散步。

建议准妈妈每天在饭后 30 分钟至 1 个小时后，到外面散步 20 ~ 30 分钟。散步的地点，最好是四周宁静的林荫小道或公园，这些地方空气清新、氧气浓度高，尘土和噪音少，准妈妈置身于这样宜人的环境中，无疑会身心愉悦。为增强健身效果，可以配合搓手、揉腹、抓头皮、捶打腰背、拍打全身等活动。千万不要选择在车辆、行人拥挤的交通要道上散步，因为噪音和汽车尾气污染比较严重，对健康不利。如果附近没有适合散步的场所，也可以在家里来回走动，一样能达到散步的效果。

提醒准妈妈：在散步期间，要注意循序渐进，避免走太远的路，心率每分钟不能超过 140 次。如果你感到不能与他人正常对话时，就应减慢速度，千万不要等到筋疲力尽才休息。如果你发现自己的阴道流出了水样物，或是发生了出血，同时伴随腹痛，请注意：这些症状都属于流产的征兆，应立即停止运动，马上去医院接受检查。

| 一句话提醒 |

需要瞬间爆发力的运动，如羽毛球、乒乓球、网球、高尔夫球等，会对腹部发生压力，是孕早期绝对禁止的运动方式。

◆ 瑜伽，越练颈背腰腿越不疼

瑜伽是通过对身心分离状态的深刻内省，继而使身心合二为一的运动。准妈妈常做瑜伽运动，既有利于解除疲劳、增加心脏机能，平衡感以及子宫肌肉的力量，又有利于准妈妈放松和保持平静，为胎儿身心发育营造良好的环境。

下面就为准妈妈介绍几组简单实用的瑜伽动作：

舒展背部运动

1. 盘腿而坐，两手手指在胸前交叉，将手向上举过头顶。再将背部伸直，借用两臂的力量尽量向上推，上推的同时吸气，再将双臂放下，再缓缓地呼气。

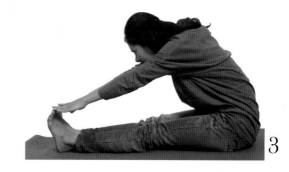

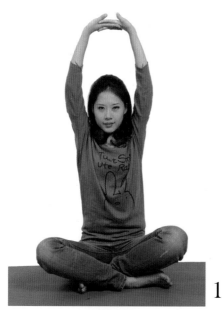

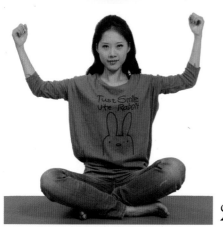

2. 两臂弯曲成直角，吸气，把两臂分开放到身体两侧，上臂与地面保持垂直。呼气的同时两臂向后，尽量靠拢。

3. 将两腿向前完全伸直，脚踝向上弯曲，模仿拉自己脚尖的姿势。

这组动作，可以强化背部筋骨，解除肌肉紧张状态。

舒展颈腰运动

1. 仰卧床上，膝关节放松，双足平放床面，两手放在身旁，将右膝抱起，使之向胸部靠拢，然后将左膝抱起，使之向胸部靠拢。

2. 脖子向左边缓缓转动，侧视左方，然后变为向右转动并侧视右方。再向上仰视，转而向下。

3. 仰卧，双膝屈起，手臂放在身边，肩离床，滚向左侧，用左臂着床，头向右看。恢复原来姿势，然后滚向右，以右臂着床，头向左看。

反复做这组动作，可以缓解颈、腰部的肌肉僵硬状态，达到活跃浑身的肌肉，增加肌肉的力量的效果。

拉伸腰部运动

1. 两腿分开，两臂前伸，左手高高举起，腰部往左侧扭转。然后换手换方向扭转。

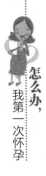

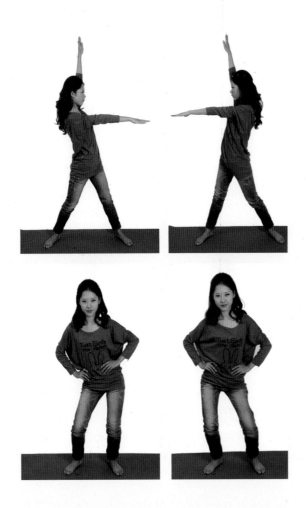

2.两脚分开，膝盖稍微弯曲，慢慢转动臀部，并尽量保持腰部不跟着旋转。

这组动作，可以松弛腰部和骨盆的肌肉，防止由于体重增加和重心变化引起的腰腿疼痛。

锻炼腿部运动

1.背对墙站立，双腿分开略小于肩宽，双脚呈外八字打开，双臂放在身体两侧。屈膝下蹲，直至蹲不下去，让大腿肌肉呈紧张状并保持不动。吸气，5～10秒钟后慢慢起身，恢复站立姿势并吐气。重复做5次。

2.左腿后撤一步，呈箭步状打开，双手扶墙，吸气，重心放在双臂上，5～10秒钟后吐气，换另一腿做同样练习，双腿各重复5次。

这一动作，可以增加腿部后半边肌肉韧带的柔韧程度。

专家在线：

为了保证运动效果，准妈妈要做好以下准备工作。

1.穿着宽松、便于运动的衣服和舒适合脚的平底鞋。

2.注意保暖，尤其是在秋冬季节，要戴好帽子、围巾、手套等。

3.注意随时补充水分，避免水分流失。

◆ 好心情好孕程，调节心情"三字"经

进入孕2月，在黄体酮的影响下，恶心、呕吐、倦怠、便秘、尿频等妊娠反应接踵而至，不少准妈妈因此备受煎熬，甚至产生种种担忧，担心妊娠失败甚至厌恶妊娠，担心胎儿流产或畸形，担心分娩的恐怖等，进而产生烦躁心理。而此时的胎儿已经能够感受到母亲的反应了，如果准妈妈任由不良情绪侵扰，这种情绪就会通过母体直接传递给体内的小生命，影响胎儿的正常发育。因此，即使此时备受早孕反应的折磨，准妈妈也应尽量保持心情愉悦。

那么，准妈妈在心情不好时该怎么办呢？这里为你推荐"三字"经，不妨一试。

走——亲近大自然。在大自然中，准妈妈可以欣赏到鸟语花香、巍峨的山峰、飞流直下的瀑布、幽静的峡谷、叮咚的泉水等等，这不仅可使准妈妈领略到大自然的美，而且还可以将这些美景不

断地在大脑中汇集、组合，经过母亲的情感通路，将这一信息传递给宝宝，让他也接受自然之美的熏陶。

听——哼唱胎教音乐。当早孕反应强烈时，可听一些节奏缓慢柔和、轻盈安详的乐曲。如二胡曲《二泉映月》、筝曲《渔舟唱晚》、民族管弦乐曲《春江花月夜》、琴曲《平沙落雁》等，这些柔和舒缓，并具有诗情画意的乐曲能安定情绪，并有益于胎儿的身心朝着健康的方面发展。

做——绣十字绣。醉心于绣十字绣时，准妈妈不但可以暂时忘却身体不适，还能锻炼自己的审美观。经常这样做，胎宝宝出生及长大后，很可能成为一个心灵手巧的人。但要注意不要太过劳累。

此外，还可看些有益身心健康的科普读物，明白妊娠的呕吐多是由神经紊乱、精神过度紧张造成的，尽量让自己从紧张中放松下来，保持心情舒畅，从而减轻妊娠的不良反应和烦躁心理。

◆ 数说孕育，边学知识边找乐子

对正被幸福和紧张包围着的准妈妈来说，在空暇时间应多了解一些孕育常识，这样才能"知己知彼"，"未雨绸缪"，孕育出健康的小宝宝。

重要的时间	重要的数据
最早验孕时间	排卵期同房后15天左右
早孕反应出现时间	受孕后40天左右
第一次检查时间	停经一个月后，或孕反应早期
胎心音最早出现的时间	妊娠第7周（超声多普勒法探测）
胎心音正常频率	每分钟120～160次

自觉胎动出现时间	怀孕16～20周
胎动出现次数	30～40次／小时，最低不少于10次／12小时
胎动最频繁的时间	怀孕28～34周
胎盘厚度	正常厚度为2.5～5厘米
羊水深度	正常深度为3～7厘米，超过7厘米是羊水增多，低于3厘米是羊水减少
孕期体重增加总值	比怀孕前增长10千克左右为宜
早产发生的时间	怀孕28～37周
过期妊娠最大天数	14天，如果超过预产期14天还不分娩，就要人为终止妊娠

◆ 暂别宠物，别抱着侥幸心理怀孕

现在家庭养宠物的不少，很多人喜欢与其亲昵，甚至脸挨脸、嘴对嘴地接触。殊不知，在这些心爱的小动物身上，可能会有一种微小的寄生虫——弓形虫。

弓形虫可通过母体使胎儿感染。准妈妈在孕早期感染弓形虫，常会导致流产、胎儿发育异常；孕晚期感染弓形虫，会严重影响胎儿的大脑发育，常致胎儿畸形或死胎。感染弓形虫病的宝宝出生后主要表现为脑积水、小儿畸形、精神障碍等。准妈妈在怀孕后，最好与家中宠物隔离，不再与其"亲密"接触。

如果家里养了宠物，可以去医院做 TORCH 检验，主要是看有没有感染弓形虫，如果结果显示已经感染过弓形虫，有了保护性抗体，就不

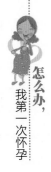

用担心；如果显示从未感染过，则表明没有免疫力，那么宠物一定要送走，平时也要格外注意不要接触到小动物；如果显示正在感染，那么目前暂时不能怀孕，要先去医院进行治疗。

◆ 洗浴得法，准妈妈不能随心所"浴"

准妈妈怀孕后，身体各组织、系统相继发生一系列变化，汗腺及皮脂腺分泌会更加旺盛，经常洗澡是很有必要的。但为安全起见，不能像以前一样，按照自己的意愿随意洗。必须注意以下一些细节：

1. 淋浴为最佳选择。提倡准妈妈洗淋浴，而不是盆浴，更不要到公共浴池去洗澡。原因一：怀孕后，准妈妈的抗病能力低，若仍采取盆浴方式洗澡，容易将大量细菌带入阴道，引起阴道感染发炎。原因二：怀孕月份越长，准妈妈身体越笨重，进入澡盆、浴缸越不方便，很容易滑倒，使腹部受到撞击，造成早产、胎盘早剥。

2. 水温以27℃～37℃为宜。无论春夏秋冬，洗浴时水温最好与体温接近，以27℃～37℃，皮肤不感到凉为宜。准妈妈还要注意：最好不要洗冷水浴或蒸桑拿，因为过冷或过热都会影响血液循环，使准妈妈体温暂时降低或升高，羊水的温度也随之降低或升高，危及胎宝宝的正常发育，严重时甚至会造成流产。孕后期更要注意这个问题。

3. 时间在10～20分钟内为佳。由于浴室内通风不畅，空气污浊，湿度大，降低了空气中的氧气含量。因此准妈妈每次洗澡时间不宜过长，控制在10～20分钟为佳。否则很容易出现缺氧、窒息的情况。

| 一句话提醒 |

为防止准妈妈摔倒，浴室内应安置扶手。

第4章

孕3月，胎儿大小像李子

孕3月，胎儿大小像李子，初具人形。由于胎盘尚未发育成熟；胎盘与子宫壁的连接还不紧密，准妈妈在精神、饮食、工作、生活等各个方面均应特别谨慎，尽力避免不良因素对胎儿的影响。

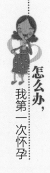
◆ 显而易见：本月准妈妈身体变化

孕3月准妈妈身体变化参照表	
指标项	身体变化
体　重	部分准妈妈妊娠反应严重，饮食差，或出现体重无增长，甚至减轻的情况。
子　宫	子宫压迫直肠，精神忧虑，总有排不净尿的感觉，或有便秘、腹泻发生。孕3个月末时，子宫已长如握拳大小。
乳　房	乳房除时而胀痛外，开始进一步长大，乳晕和乳头色素沉着更明显，颜色变黑。
妊娠反应	孕3月前2周是妊娠反应最重的阶段，之后开始减轻到自然消失。
其　他	受到骨盆腔充血与黄体素持续旺盛分泌的影响，阴道分泌物比平时多，膀胱容量减少，出现尿频；下腹部还未明显隆起。

◆ 超乎想象：本月胎宝宝发育变化

孕3月胎宝宝发育参照表	
指标项	身体发育
胎　长	3～7厘米。
胎　重	4～28克。
五　官	面颊、下颌、眼睑及耳廓已发育成形，眼睛清晰可见。
四　肢	手指、脚趾清晰可辨，左右腿还可交替做屈伸动作
器　官	头显得格外大；肋骨、皮下血管、心脏、肝脏、胃肠更加发达；生殖器开始发育。
胎　动	胎儿活动并不强烈，孕妇暂时未能感觉到胎动。
其　他	自身形成了血液循环，输尿管已可排出一点点尿。

◆ 抓重点！本月再忙也要做的事

1．不想吃，你是不是饿过了头？——吐了也要坚持吃，如果空腹的话，胃酸分泌会让感觉更糟糕，所以，要坚持进食。

2．你有母子健康备忘录吗？——如果没有，建议自制一本，记录每次产检时候的一些生理的变化与状况。比如，体重、腰围、血压、子宫大小、尿液检查及相应的检查结果。

3．你找到应付妊娠反应的对策了吗？——害喜高潮来临，你该怎么办？适合你的就是最好的。

◆ 本月主打营养素：维生素 A

【释义】维生素 A 又称视黄醇（其醛衍生物视黄醛），是一个具有脂环的不饱和一元醇，包括维生素 A_1、维生素 A_2 两种。

【作用】维生素 A 有助于细胞增殖与生长。动物缺乏维生素 A 时，明显出现生长停滞，可能与动物食欲降低及蛋白质利用率下降有关。胎儿发育的整个过程都需要维生素 A，它尤其能保证胎儿皮肤、胃肠道和肺部的健康。

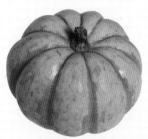

【用量】建议孕妇每日摄入 900 微克。维生素 A 过量摄入可引起中毒。

【食补】怀孕的前三个月，胎儿自己还不能储存维生素 A，因此，孕妈妈一定要供应充足。甘薯、南瓜、菠菜、芒果都含有大量的维生素 A。

◆ 别嫌烦！胎宝宝喜欢准妈妈这么做

月初体重：_____

月末体重：_____

月初腰围：_____

月末腰围：_____

血压测定：_____

子宫底高度：_____

浮肿、静脉曲张检查：_____

超声波检查：_____

血液检查：_____

胎心音：_____

本月异常：_____

异常处理：_____

你问我答：
准妈妈本月怀孕疑惑

◆ 找着茬和老公吵架，我该怎么办

Q：最近情绪波动较大，有时对什么都提不起兴趣，感觉生活很没有意思。有时却一时兴起，找茬和老公吵架。自己也知道，这种多变情绪对腹中胎儿有害处，可就是控制不住自己。这是怎么回事呢？如何才能改善这种任性与放肆呢？

专家在线：

准妈妈要记住：一个心情愉悦的母亲和一个心情紧张、焦虑不安的母亲孕育的胎儿完全是生活在两个截然不同的胎教环境里，它将转化为胎儿的身心感受，影响着胎儿的成长过程。因此，当自己想发火时，想象胎宝宝正在看着自己，并告诫自己不要生气，不要着急，这样会使自己感到不那么怒气冲天。否则，不良的情绪问题会呈现一种弥散性、不稳定性的发展态势，增加胎宝宝在未来发育过程中的风险。

| 一句话提醒 |

准妈妈发脾气了，准爸爸可开个玩笑把话题转移一下，或者先把错误承认下来，再不行就干脆让准妈妈自己安静一会儿。只要准爸爸

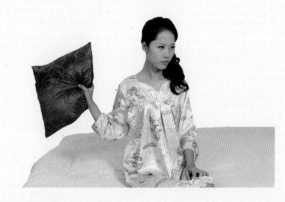

的姿态高些，准妈妈过后会意识到自己乱发脾气是不对的。

◆ 糖尿病患者怀孕后应注意什么

Q：怀孕是一个女性即将成为母亲的幸福时期，但对于身为Ⅰ型糖尿病人的我来说，却是一个困难又有一定危险性的阶段。作为特殊时期的特定人群，初次怀孕的我该注意哪些问题呢？

专家在线：

Ⅰ型糖尿病是一种遗传性糖尿病，对孕妇及胎儿的确有较大影响，如果处理不当，可引起严重的后果。尤其是初次怀孕的Ⅰ型糖尿病女性，妊娠经验不足，心理压力较大，更需特别注意日常保健细节。

加强日常监测

为了把血糖和血压控制在满意水平，糖尿病患者，尤其是Ⅰ型糖尿病患者，要加强对病情的日常监测。监测的内容除了查空腹血糖、尿糖，及时发现尿酮症外，还要检查眼底血管，有无动脉硬化等。需要特别提醒的是，1/3的孕妇尿糖阳性而血糖正常，更多的患者血糖并不太高而尿糖很高，容易让人误认为血糖很高而采取不必要的措施，所以糖尿病孕妇应该采用血糖监测法。

注重饮食健康

为维持准妈妈体内血糖值稳定，建议准妈妈采用少量多餐的餐食安排，将每天应摄取的食物分成5～6餐进食。平时可多摄入含铁和含钙量高的食品，如牛奶、鱼、虾皮、动物肝脏，但要适当控制碳水化合物的摄入，尤其是高糖水果的摄入量。此外，为防止母体空腹过久而产生的酮体，晚餐与隔天早餐的时间相距也不能过长，准妈妈最好在睡前补充点心。

平时多锻炼身体

除了检测血糖、控制饮食外，糖尿病孕妇还应坚持锻炼身体，如做瑜伽、孕妇操，经常散步等，这对改善孕妇的机体代谢，避免体重过度增加，及日后的顺利分娩都是有好处的，当然运动的方式和总量要符合妊娠的特点。

孕期用药谨慎

中型及重型糖尿病孕妇如需要用药，一般不用促进胰腺素分泌的口服药物，以避免口服药可能造成的不良影响，如畸形、新生儿低血糖症及新生儿乳酸性酸中毒等。正确的做法是遵医嘱使用胰岛素治疗。准妈妈请放心，适当科学地使用胰岛素控制，不会导致胎儿发育异常，只要将血糖控制在5～6毫摩尔／升，尿糖控制在（-）～（+）即可。

| 健康小常识 |

凡出现以下情况者，应考虑中止妊娠：糖尿病不易控制，且经常尿内出现酮体；合并妊娠高血压综合征；羊水迅速增多；并发血管病变，如眼底小动脉硬化或肾功能减退；胰岛素需要量突然下降；胎儿窘迫。

◆ 我该如何跟老板汇报怀孕的事儿

Q：最近正为如何向老板汇报怀孕的事而苦恼。毕竟对老板来说，除非怀孕员工自己辞职，否则一年之内不能辞退，就意味着不大不小的"麻烦"：工作效率降低、工作岗位有待调整……唉，真是一个难题！

专家在线：

虽然现在肚子还不明显，但不久后终会"显山露水"，遮也遮不住。因此，最好早点告诉老板你自己怀孕的消息，以便他有充足的时间来安排和调整接下来的工作。

在和老板谈话时，准妈妈要尽量态度谦虚，语气委婉，避免态度太过强硬，更不要急于谈论孕产期的工资待遇，否则会让老板觉得你是在拿自己怀孕的事来要挟，反而给接下来的沟通和安排制造了障碍。正确的做法是诚意地向老板表明，接下来的一段时间你由于身体原因，在工作中可能会出现一些困难，请求调离到工作量较少的岗位，减轻工作量等。当然，你一定要向他说明，你依然会在工作中尽职尽责。

如果准妈妈因为种种原因，暂时不想把怀孕的消息告诉单位，那么应预先想好一个比较有说服力的理由，但这也只是权宜之计。若是你已经下决心要这个孩子时，就应该尽早告诉老板，并提前做好你的孕期工作计划，以免影响单位整体的工作安排，也便于得到同事的理解和体谅。

| 一句话提醒 |

选择合适的时机很重要，最好是在一阶段的工作圆满完成之后，这样才不至于使自己的立场很被动。

◆ 老板安排加班，我有权拒绝吗

Q：我已经怀孕3个月了，之前因先兆流产休息过2星期，为此老板明确要求我加班，并且劳动强度也很大，可我的身体实在吃不消啊！我很担心：我哪一天累倒了，肚子里的宝宝会保不住的。请问，怀孕期间，单位可以要求我经常加班吗？我能否拒绝？

专家在线：

单位的做法是不合法的。

根据《女职工劳动保护规定》的相关规定，女职工在怀孕期间，工作环境应尽可能优化，所在单位不得安排其从事国家规定的第三级体力劳动强度的劳动和孕期禁忌从事的劳动，不得在正常劳动日以外延长劳动时间。所谓第三级体力劳动强度，是指8小时工作日平均耗能值为7310.2千焦耳／人，劳动时间率为73%，即净劳动时间为350分钟，相当于重强度劳动。你可对照这一标准进行衡量，积极同单位领导沟通，向其说明自己希望不加班的要求。如果你的老板很通情达理，你们也能进行和平的沟通，那就没必要一开始就把关系弄僵。如果交涉不成，再依法向劳动部门进行投诉；如果对其身体造成直接损害，或导致流产，可以依法向人民法院提起诉讼，请求法院依法追究相关责任人的法律责任。

| 一句话提醒 |

怀孕后，准妈妈要注意避免体位特殊、劳动强度高以及震动性大、有噪音和强烈刺鼻的化学气味的工作。尽可能调换到轻松的

岗位上去。工作期间应注意多休息，避免过度疲劳对胎宝宝产生的各种不利影响。

◆ 体重无增长，是胎儿发育不好吗

Q：真是奇怪，怀孕后我的体重一直没有增长，可我平时也好吃好喝了啊，这是否意味着胎儿发育不好呢？

专家在线：

一般情况下，准妈妈在孕早期体重增加 2 千克，孕中期和孕晚期各增加 5 千克。但也不能单纯凭借体重的增长而断言胎儿发育状况。因为每个孕妇怀孕前的基础体重不同，怀孕后体重变化也各有差异。有的孕妇体重增长非常明显，而有的孕妇却不会因为怀孕而增肥，只是略比孕前胖些。

◆ 白带泛黄，有时呈黄绿色怎么办

Q：我怀孕三个月了，白带总是泛黄，有时白带变成黄绿色，还有点豆渣样，但是检查了好几次白带常规都没有滴虫和霉菌，清洁度是三度，这到底是什么原因引起的呢？

专家在线：

怀孕初期，准妈妈新陈代谢变得更加旺盛，骨盆、子宫、阴道血液循环系统变活跃，阴道渗出液以及脱落细胞混合形成的白带会不断地排出体外。如果白带只是量多，呈白色、稀薄、无异味，则为正常。如果白带分泌量多且颜色、性状有异常，伴下腹胀痛、腰部酸胀疼痛症状，则有

可能是患有阴道炎症，甚至是流产的早期征兆，这时应该做一次彻底的检查。

当准妈妈被确诊阴道炎后，切不可随意滥用抗生素或激素类药物，更不能对其放任不管，否则，寄生在产道的真菌还会在分娩时感染胎宝宝，使新生儿得一种叫鹅口疮的疾病。正确的做法是遵医嘱用药，绝不能因症状减轻或者加重就自行停药或加药。

饮食参考：
准妈妈怀孕了该怎么吃

◆ 不可或缺，本月准妈妈所需营养素

进入孕 3 月，许多准妈妈仍在受妊娠反应的困扰，恶心欲呕、食欲下降、肢软乏力等症状有增无减。与之相随的是，准妈妈的饮食口味也会发生改变，以前喜欢的食物，现在看着都心烦，而原本不喜欢的食物，却"爱不释手"了！但为了胎儿的健康成长，准妈妈不能仅凭爱好选择食物类型，而是应根据胎儿的发育状况有目的地进食，尤其要注意多摄入富含维生素 A、维生素 B_6 的食物。

维生素 A：保证胎儿皮肤、胃肠道和肺部的健康，在胎儿发育的整个过程中都发挥重要作用。孕早期，准妈妈的孕激素水平相对较低，加之妊娠反应与呕吐，使得食欲不振、摄入食物过少，这样就使得体内血清维生素 A 水平下降。为了给胎儿提供充足的营养，补充维生素 A 势在必行。

富含维生素 A 的食品包括动物肝脏、鱼类、乳类和禽蛋类，有些蔬菜和水果，如胡萝卜、甘薯、芒果、柠檬、杏、莴苣、西红柿，也是维生素 A 的良好来源，准妈妈一定要多吃这些食物。

维生素 B_6：可以有效缓解妊娠呕吐。研究证明，维生素 B_6 在麦芽糖中含量最高。妊娠呕吐严重时，准妈妈可每天吃 1～2 勺麦芽糖，不仅可以抑制呕吐，还能补充体力，使精力充沛。除了麦芽糖，瘦肉、鸡肉、鸡蛋、鱼类、香蕉、马铃薯、核桃、花生等食品也是维生素 B_6 的良好来源，准妈妈可根据自己的情况适当食用。

◆ "好孕"食谱，对妈妈、宝宝都好的饮食

饮食原则

日常饮食遵循高蛋白、高营养、少油腻、易消化吸收的原则，少食多餐，尽量不要因妊娠反应减少食物的摄入量。若妊娠反应重或呕吐频繁导致进食不利时，可考虑药物补充维生素 A，即鱼肝油丸，但应在医生指导下服用，防止盲目或过量补充而致维生素 A 中毒的发生。

食谱举例

1. 鲈鱼粥

做法：将 100 克鲈鱼肉和适量猪五花肉分别切成粒状，把洗干净的胚芽米放进锅里，加适量水，开大火把胚芽米煮沸，加入切好的鱼和猪肉，转为小火熬煮。粥熟的时候加入葱段和姜末，食用时加入盐、麻油等进行调味即成。

益处：鲈鱼是一种蛋白质和维生素含量较高的鱼类，还含有丰富的钙、磷、铁等矿物质。此粥既美味又滋补，是孕初期准妈妈的营养佳品。

2. 咸鱼饭包

做法：锅里加入适量油，将 50 克小银鱼、10 克蒜泥放入，小火炒香，盛出备用；再将 30 克胡萝卜切成丝，15 克五香花生压碎，30 克紫甘蓝剁碎焯烫备用；胡萝卜丝、紫甘蓝一起加盐腌渍 30 分钟后捞起，取腌渍的醋汁与粳米饭拌匀。将炒好的小银鱼、五香花生、胡萝卜丝、紫甘蓝拌入米饭内，放在紫菜上抹平，卷成卷，切成短段，再摆盘即成。

益处：银鱼的热量非常低，且肉质细嫩，味道鲜美，既能缓解孕吐，保证营养的摄入，又不会增肥，有利于孕期体重的保持。

3. 人参虫草鸭

做法：将 1 只鸭清洗干净，除去内脏，再将 25 克人参、25 克冬虫夏草填入鸭腹内，放入锅中加五碗水炖至肉烂，加入葱花、盐等调味料即成。

益处：冬虫夏草甘温平补，加上益肾补肺的人参，对防治感冒效果颇好。但若已有喉咙痛、发热者不可服用。

4. 黄豆银耳粥

做法：将 10 克黄豆用温水浸泡 1 小时，换水洗净；银耳泡软后择去老蒂；红枣去核；黑米、粳米放入锅中，加清水适量，煮约 1 小时后，再加入黄豆、红枣及洗净的芝麻，继续煮约 30 分钟即成。根据口味，可以在食用时加入白糖。

益处：此粥可补气养血，保产育胎，孕妇常食，对胎儿的大脑发育有良好的促进作用。

5. 红椒拌藕片

做法：将 1 根莲藕洗净，切段；两个红椒去籽、去蒂、切丝；将处理好的莲藕、红椒放入加了盐的凉开水中将其泡软，取出后装盘。把白糖、香醋及姜丝调成汁，撒在藕片和红椒丝上，略腌

一会儿，淋上芝麻油即可。

益处：此菜酸甜有味、清淡爽口，其中的红椒富含维生素C，莲藕中富含单宁酸，具有收缩止血的作用，对孕妇有生津止渴、清热除烦、养胃消食之功效，并可辅助治疗牙龈炎。

6. 西红柿蒸水蛋

做法：将3个西红柿去皮切成小丁，急火快炒5秒钟盛出；两个鸡蛋打散，调味，加水，小火蒸至约七成熟时加入西红柿丁，继续蒸熟即成。

益处：此品营养丰富，嫩滑味美，非常适合妊娠反应较大的准妈妈作为辅食食用。

7. 白萝卜煲鸡蛋

做法：将1个白萝卜洗净，煎汤，再将1枚鲜鸡蛋打破，整个放入汤中，做成荷包蛋，佐以调料服用。

益处：此品具有理气补中的功效，适用于孕早期体虚乏力及腹胀的准妈妈。

8. 山药红枣排骨汤

做法：将250克山药去皮后切成小块；250克排骨洗净、余烫后去血备用；锅中加清水煮滚后，加入排骨、山药煮5～10分钟，快煮好时，放入6颗红枣、两片姜片，再稍微煮一下，用盐调味即成。

益处：此汤具有清虚热、固肠胃的功效，可有效改善准妈妈脾胃虚弱、食欲不佳等症状。

◆ 饮食宜忌，吃得安心孕育才更放心

宜

1. 多吃鱼和鸡肉。鱼和鸡肉所含的蛋白质易消化吸收并含不饱和脂肪酸，是胎宝宝益智健脑的良好食物。准妈妈最好每周进食2～3次鱼和鸡肉、

鸡肝。

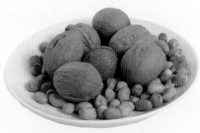

2. 适量进食一些核桃、瓜子仁、花生、栗子等干果类食物。

忌

1. 忌食螃蟹：螃蟹性寒，有"堕生胎，下死胎"的作用，尤其是蟹爪，体质虚寒的准妈妈食用可能造成腹痛、出血，甚至流产。

2. 忌食桂圆：桂圆性温味甘，虽有补心安神、养血益脾、温补气血的作用，但体质内热的准妈妈吃后，不仅增添胎热，引起胃气上逆、呕吐，日久则伤阴出现热象，引起腹痛、见红等先兆流产症状。

除烦解忧：
准爸爸按摩助你"好孕"

◆ 流鼻血——面部、足部按摩方法

怀孕后，准妈妈会因体内激素水平发生变化，引发鼻黏膜肿胀，血管扩张，充血并导致鼻出血等症状，尤其是经过一个晚上的睡眠，起床后体位发生变化或擤鼻涕，更容易引起鼻出血。

流鼻血时，切勿慌乱，可走到阴凉处坐下或躺下，抬头，用手捏住鼻翼，很快止住血。如果难以止住，可在鼻孔中塞一小团清洁棉球，紧压5～10分钟，并捂住鼻柱；或者用白醋将棉球蘸湿捂住鼻孔。醋里的醋酸会使鼻腔有轻微的灼烧

感，这是止血作用的感觉。

当鼻出血被控制后，在鼻内涂一些维生素E软膏，以促进伤口愈合。注意：流鼻血时，千万不要擅用麻黄素、滴鼻净等滴鼻药物，尤其是血压高的孕妈妈，应用麻黄素类药物会使血压更高。

面部按摩

洗净手（特别提醒，不能留长指甲，以免划伤妻子面部），然后将中指在掌心擦热之后，迅速用指腹缓慢反复指压鼻侧的迎香穴，每次3～5秒钟，约做5次即可。

足部按摩

丈夫用大拇指和食指轻按妻子大脚趾上的大脑反射区4秒钟，重复4～5次。也可以对大脚趾左右前后揉捏。

另外，在日常生活中也可通过以下方式进行防治。

准妈妈要注意饮食结构，少吃辛辣的食物，多吃含有维生素C、维生素E类的食品，比如绿色蔬菜、黄瓜、西红柿、苹果、芒果、桃子等，以巩固血管壁，增强血管的弹性。

| 一句话提醒 |

如果准妈妈患有鼻炎或其他疾病，出血量多，应立即到医院就诊。

◆ 牙龈炎——面部、足部按摩方法

许多准妈妈平时口腔没有毛病，但怀孕后却出现牙龈红肿、出血、疼痛、口臭等牙龈炎症状。这是因为孕妇在妊娠期间，体内雌激素（求偶素）、黄体酮、绒毛膜促性腺激素等均有明显

增加，体液和细胞易渗透到血管周围组织中，牙龈内肥大细胞被破坏，释放出组织胺和蛋白水解酶，对局部刺激反应加重，发炎、疼痛等症状随之而来。

面部按摩

丈夫先用大拇指按揉太阳穴，再用中指指端点揉承浆穴、人中穴、头维穴，每穴各点揉3次，每次4秒钟，力度以产生局部酸痛感为宜。

足部按摩

捏按双腿的太溪穴、昆仑穴50～100次，力度以酸疼为宜。

此外，丈夫还可以帮妻子扯扯脚趾，从大脚趾扯到小脚趾，来回5次即可。临睡前泡脚后效果尤佳。

另外，在日常生活中也可通过以下方式进行防治。

1. 定期进行口腔检查。通过检查，达到早发现、早预防、早治疗的目的。

2. 注重口腔卫生。准妈妈要做到早晚刷牙，饭后漱口，常用舌尖按摩牙龈，这对防止发生牙齿和牙周组织疾病尤为重要。

3. 维生素C可防止牙龈出血，帮助牙龈恢复健康。准妈妈要多吃青椒、菜花、白菜、黄瓜、柠檬、橘子、梨、草莓等富含维生素C的食物。注意：烹煮以上食物，时间不宜过长，以免维生素C大量流失。

| 一句话提醒 |

准妈妈感觉口腔内有臭味时，可用3%双氧水清洗牙周，再用盐开水漱口，这样可以除臭和抑制细菌的繁殖。

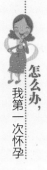

◆ 尿频——手部、腹部按摩方法

怀孕后，很多准妈妈会尿频，这是由于子宫在骨盆腔内渐渐长大，造成骨盆腔内器官位置的相对改变，膀胱承受的压力随之增加，它的容量也远小于孕前。这样，即便膀胱内有很少的尿，孕妇也会一直产生尿意，进而发生尿频。此外，身体中激素分泌的改变也是引起尿频的原因之一。

孕中期子宫会往上抬到腹腔，尿频的现象就会得到改善。但到了怀孕末期，尿频现象将会再度出现。

手部按摩

丈夫轻轻按压妻子的大鱼际穴 4 秒钟以上，重复 3 次。另一只手以同样方式按摩。

腹部按摩

准妈妈仰卧，准爸爸将两手对搓使其发热，右手掌放置于小腹部，上下由肚脐至耻骨，左右在两腹股沟的范围内，做顺时针方向轻轻搓摩 4 秒钟，并重复 5 次。连续 5 天晚上，一般 2～5 天就能见效，力度以轻柔为佳。

另外，在日常生活中也可通过以下方式进行防治。

1. 睡眠时采取左侧位，以减轻子宫对输尿管的压迫，使尿流通畅。

2. 为缓解夜间尿频多现象，临睡前 1～2 小时内不要喝水。

| 一句话提醒 |

准妈妈排尿时有刺痛感、尿频、尿急、小腹痛或血尿时，可能患泌尿系统感染，要尽快到医院治疗。

轻松怀孕：
明明白白孕后那些事儿

◆ 本月要进行一次全面、细致产检

妊娠 3 个月时，准妈妈应接受一次全面、细致的检查。如果准妈妈不按时进行检查，就不能及时发现孕期并发症及胎位、胎宝宝异常，是造成难产和畸形胎宝宝的重要原因之一。

提醒各位准妈妈，这次检查意义重大，检查项目多、内容全面，是孕期检查中花费最贵的一次，但为了宝宝的健康，千万不要自行删除一些必要的检查项目。虽然不同地区、不同医院的产检项目可能也会有所不同，但大体都是以下几个方面，准妈妈可准备一个本子，列出主要项目及想要询问医生的问题，能让你更有效的利用产检时间。

询问病史

医生会询问准妈妈的年龄、职业，月经史及既往病史、手术史、家族史，这些情况对初查有重要影响，应如实向医生反映。

身体检查

包括肝、肾功能检查、血常规检查、尿常规

检查、艾滋病检查、微量元素检查、骨盆腔和生殖器官的检查等，以便对之后的怀孕进程和分娩做出评估。另外，医生会将检查结果，包括血压、体重、子宫底的高度、腹围等，绘成一张怀孕图，并把以后的检查结果也记录于图中，制成曲线图，观察其状况，以便及早发现你和胎儿的异常状况。

辅助检查

1. 做超声检查，了解胚囊着床部位和胚胎发育情况。

2. 针对过往的妊娠和病史而做的特殊检查，如白带检查、宫颈刮片检查、羊水细胞检查、血液甲胎蛋白测定等。

特别提醒的是，为了让医生更好地了解准妈妈和胎宝宝的真实状况，准妈妈一定要空腹进行产检！

| 一句话提醒 |

与初查同步进行办理的孕妇健康手册。在办理孕妇健康手册时，应带好户口本、准生证，在社区医院，或户口所在地妇幼保健院办理。医务人员会将初查的检查结果填在手册中，日后医师为准妈妈做各项产检时，也会依据手册内记载的检查项目分别进行并做记录。

◆ 注意！不可再犯的"美丽错误"

爱美是女人的天性，但为了胎宝宝的安全，准妈妈千万不可犯下面这些"美丽错误"。

戴首饰

怀孕后，由于体内环境雌激素、孕激素水平的变化，很多准妈妈的手指、胳膊、下肢等都会相应变粗，若继续佩戴戒指或玉镯等首饰，会因太紧而影响肢体血液循环，在孕后期水肿严重时，还可能会造成套的太紧无法取下的后果。因此，准妈妈应尽量去除身上的首饰，如坚持要戴，也应调整型号，以不勒为宜。

涂抹口红、指甲油

口红是由各种油脂、蜡质、颜料和香料等成分组成。其中的油脂通常采用羊毛脂，会吸附空气中各种对人体有害的重金属微量元素，准妈妈若涂了口红，易使其随着唾液侵入人体，危害腹中的胎宝宝。而指甲油中含有钛酸酯，这种物质易引起准妈妈流产及生出畸形儿。因此，准妈妈怀孕后最好不要涂抹口红、指甲油。

戴隐形眼镜

隐形眼镜虽比传统的框架镜更加美观、便捷，由于孕妇角膜的含水量比常人高，若戴隐形眼镜，容易因为缺氧导致角膜水肿，甚至导致角膜上皮剥落。另外，一旦隐形眼镜不洁，极易滋生细菌，造成角膜发炎、溃疡，甚至失明。因此，准妈妈应以自身健康为重，怀孕后不要戴隐形眼镜。

染发、烫发

各种染发用品都是十分复杂的化学制剂，尤其是烫发药水或染发药水，能经皮肤吸收后进入血液循环，对腹中的胎宝宝产生不良影响。因此，怀孕后的准妈妈不能再染发、烫发，还要尽量远离摩丝、发胶、染发剂等美发品。

◆ 职场准妈妈一举一动都要当心

如今，许多准妈妈都是职业女性，即使怀孕

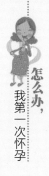
了也要照常上班。但在妊娠期这个特殊时期，为了保证腹中胎儿的健康发育，准妈妈的一举一动要格外当心。

上下班乘车需谨慎

若乘坐公共交通工具上下班，当遇到太拥挤的车辆时，最好等候下一班乘客较少的车。假如没有找到座位，准妈妈切记要紧握吊环或扶手，以减轻腰部负担。

尽量避免上下楼梯

准妈妈上下楼梯时，身体的重心不稳定，会加重子宫的负担，容易因重心不稳踩错台阶而失去平衡，造成意外，因此，准妈妈最好选择乘电梯或自动电梯。

换个合适的位置

准妈妈可以向上司说明情况，要求调换到出入方便、空气比较流通的位置，决不能坐在一大堆电脑中间，被很多电脑包围着，否则受到辐射更大。

保持舒缓的姿势

尽量坐在有靠背的椅子上，这样可以减轻上半身对盆腔的压力。椅子应尽量调到舒服的高度，在腰、背后放上舒服、颜色又鲜艳的靠垫；座位下放一个小凳子，把脚抬高，可以预防静脉曲张，缓解水肿，解除双脚的疲劳；头和身体要同电脑屏幕保持一定的距离，不要离太近了，这样眼睛、脖颈都可以得到很好的缓解。

及时调节不良情绪

当工作压力大时，要抽出几分钟，把眼睛闭上，什么都不要想，按摩头部和太阳穴；遇到问题的时候，将全身放松，语速放慢，心态放平，相信有办法解决，逐渐使心情平静下来；如果还是不能调节心境，可到附近草木茂盛的

宁静小路上散散步，或者将自己置身于欢乐的人群中，使自己的情绪受到积极的感染，从中得到调节。

◆ 浅呼吸、深呼吸，烦燥不安时放松呼吸

当准妈妈心烦意乱的时候，不妨练习一下放松呼吸操。反复练习这套放松呼吸操，既能平抑烦躁，放松心情，又能改善呼吸功能，促进血液循环，减轻心脏负担，减少流产发生率。

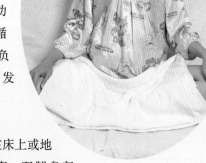

浅呼吸

准妈妈坐在床上或地板上，腰背挺直，双腿盘起，用一般的呼吸频率呼气和吸气，集中精力，想象宝宝正在健康、苗壮地成长。

深呼吸

准妈妈保持左侧卧姿势，让膝盖、髋部、双肩和肘部稍微弯曲，这种姿势可使准妈妈腹壁松弛，血流通畅，不影响胎宝宝的生长环境。做好这些准备动作后，准妈妈先用鼻孔深吸气，口腔保持闭合，将吸入的气体先吸到胸，经横膈膜到腹腔，使腹部充盈而凸起，再将吸入的气慢慢由鼻腔呼出。

◆ 当心流产，卧床休息少用电热毯

怀孕了受凉自然不行，但如果在寒冷的冬季经常使用电热毯也不好，研究显示，虽然电热毯电流很小，但由于电热毯紧贴在孕妇身下，且电热毯持续的高温，会让胚胎中的蛋白质变形，对胎儿的健康形成威胁。因此，如果孕妇习惯用电热毯来取暖可能会引发流产。进一步的研究显示，在妊娠头3个月使用电热毯的孕妇，流产率会更高。

所以，医生建议：即使是在寒冷的冬天，也尽量避免使用电热毯，可以改用暖空调、电热器或在睡觉时用热水袋放在双脚处等方法取暖，以利于优孕、优生。如果条件不允许，一定要用电热毯，那么，尽可能不要躺在打开电源的电热毯上。应该先将电热毯预热半小时，待临睡前关闭开关，拔掉电源插头。

◆ 借你一双慧眼，选件中意的防辐射服

目前市售的防辐射服主要有涂层、金属纤维和银离子三种类型，但因为国家还没有专门针对防辐射服的标准，所以质量也参差不齐。准妈妈在选购时，要谨慎行事，注意以下几点：

1. 面料是否安全

选择防辐射服时，一定要注意面料的安全性，尽量不要选择色泽艳丽、有刺激性气味的涂层防辐射服。因为这类产品中含有劣质染料，以及过量的甲醛，这两种有害物质会对准妈妈及胎宝宝造成严重伤害。最好选择金属纤维、银离子面料的防辐射服。

2. 检验是否有防辐射效果

防辐射效果是准妈妈最为看重的，在确保这个因素的前提下，才会考虑价格等其他因素。准妈妈不妨用手机简单测试一下：用它包住手机，如果信号有所减弱或完全消失，就证明效果还是不错的。

怎么办，
我第一次怀孕

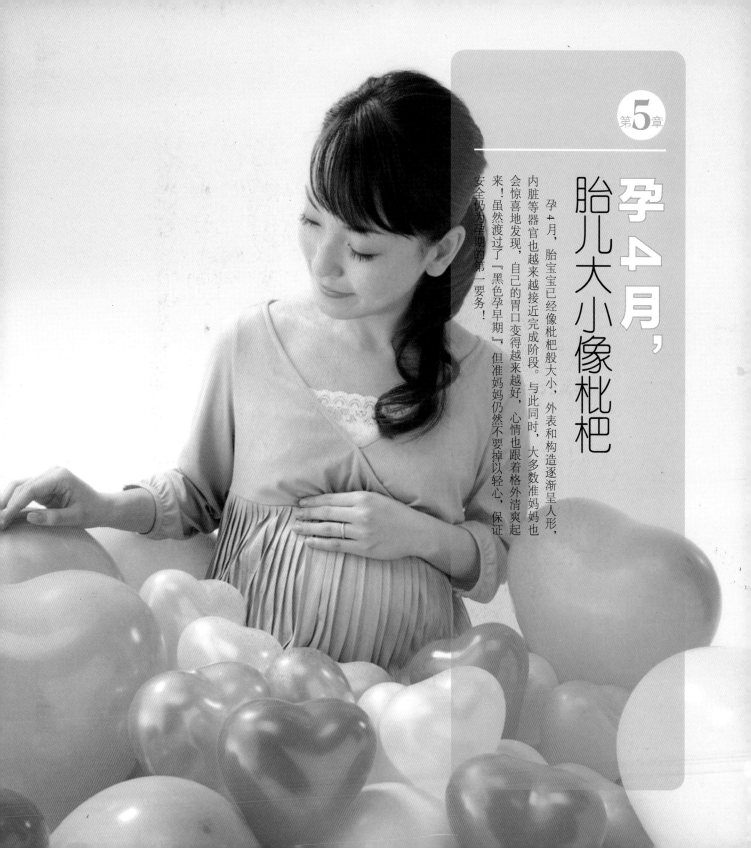

第5章

孕4月，胎儿大小像枇杷

孕4月，胎宝宝已经像枇杷般大小，外表和构造逐渐呈人形，内脏等器官也越来越接近完成阶段。与此同时，大多数准妈妈也会惊喜地发现，自己的胃口变得越来越好，心情也跟着格外清爽起来！虽然渡过了「黑色孕早期」，但准妈妈仍然不要掉以轻心，保证安全仍为孕期的第一要务！

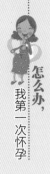

◆ **显而易见：本月准妈妈身体变化**

孕4月准妈妈身体变化参照表	
指标项	**身体变化**
体　重	食欲增加，体重逐渐回升。
子　宫	子宫增大，腹部隆起，"孕味"渐出，看上去已经是明显的孕妇模样。
乳　房	乳房增大明显，乳周发黑，乳晕更为清晰，有的准妈妈乳头能挤出一些乳汁，看上去就像刚分娩后分泌出的初乳。
妊娠反应	大多数准妈妈的早孕反应基本消失，少数人仍受其影响。
其　他	阴道分泌的"白带"增多，频尿、尿急，此时千万不可出现刻意不喝水或憋尿的情况，免得造成尿路感染。

◆ **超乎想象：本月胎宝宝发育变化**

孕4月胎宝宝发育参照表	
指标项	**身体发育**
胎　长	10～18厘米。
胎　重	40～160克。
五　官	耳廓伸长，听觉器官基本完善，对声音刺激开始有反应。下颌骨、面颊骨、鼻梁骨等开始形成。
四　肢	手脚肌肉、骨骼继续发育，稍微能活动；手指上长出指纹。
器　官	脊柱、肝、肾都开始原始分化；声带及味蕾亦已长成。
胎　动	胎儿力薄气小，孕妇不能明显感到胎动。
其　他	皮肤逐渐变厚不再透明，还长出一层薄薄的胎毛，头发也开始长出；脐带成形，可以进行营养与代谢废物的交换。

◆ **抓重点！本月再忙也要做的事**

1. 渐渐发现，原来自己这么能吃——吃了吐的日子渐渐过去了，这下要好好享受一番？打住！此时体重大幅上升，可能造成妊娠纹加重，饭吃八分饱。

2. 发现自己已经孕味十足了——如果体重超过之前 3 千克之上，就要注意记录下自己的饮食情况，比如，什么时候吃，都会吃什么，吃了多少等等。

3. 啊，不要呀，必须穿成这样吗? ——准备一套孕妇装，大大方方秀出来! 就是胸罩也要具有前瞻性地选择，乳房会出乎意料地变得丰满、性感，内衣绝对不要再穿比基尼。此外，高裤腰要能罩住肚脐眼，不要系得太紧，以不会掉下去为宜，尽量用背带式的。

◆ 本月主打营养素：锌

【释义】锌是每个细胞都需要的重要矿物质。

【作用】如果锌的供给不足，人体会出现食欲下降，减少饮食量。缺少锌，会导致腹中胎儿生长发育停滞。缺锌还会造成准妈妈味觉、嗅觉异常，食欲减退，消化和吸收功能不良，免疫力降低，这样势必造成胎儿宫内发育迟缓。尤其在怀孕 20 周左右时，缺锌可直接引起胎儿脑细胞总数减少，脑体积小，影响胎儿智力的发育。

【用量】如果准妈妈已确诊缺锌，就应在医生指导下选择合适的方法补锌，一般每天补充 15 ～ 20 毫克的硫酸锌或醋酸锌即可。如同时患缺铁性贫血症的准妈妈，如果大量补铁就会明显减少锌的吸收，所以，每天补铁不应超过 60 毫克。同时，还要适当增加含锌食物的摄入量，才有利胎儿正常发育。

【食补】应以食补为主。牛肉、猪肉、羊肉、鱼肉等动物食品及各种海产品都富含锌元素，锌含量较高的植物性食物有荞麦、黑麦、小麦、玉米、花生米、核桃仁。

◆ 别嫌烦! 胎宝宝喜欢准妈妈这么做

月初体重：_____

月末体重：_____

月初腰围：_____

月末腰围：_____

血压测定：_____

子宫底高度：_____

浮肿、静脉曲张检查：_____

超声波检查：_____

血液检查：_____

胎心音：_____

口腔检查：_____

本月异常：_____

异常处理：_____

你问我答：
准妈妈本月怀孕疑惑

◆ 孕期做 B 超能少一次就少一次吗

Q: 我在 2 个多月的时候，到医院检查是否怀孕，医生让我做了 B 超检查。后来三个月建卡的时候，因为前一次做 B 超的单子找不到，所以医生非要让我做了第二次 B 超。前几天去医院例行产检，医生又让我做一次三维彩超。听说做 B 超太多不好，现在好担心! 到底孕期能做多少次 B

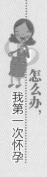

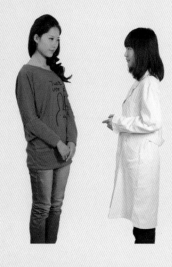

超？做多了会不会有危险？

专家在线：

若妊娠期间一切正常的话，整个孕期做 1 ~ 2 次 B 超检查即可，最好不要超过 3 次。除了第一次检查是否怀孕之外，做 B 超的大体安排为：

第一次 B 超时间安排在孕 18 ~ 20 周。此时做 B 超目的是确定怀的是单胎还是多胎，并可测量胎儿头围，早期发现胎儿畸形等。

第二次 B 超时间安排在孕 28 ~ 30 周。此时做 B 超目的是了解胎儿发育情况，是否有体表畸形，还能对胎儿的位置及羊水量有进一步的了解。

最后一次 B 超时间安排在孕 37 ~ 40 周。此时做 B 超的目的是确定胎位、胎儿大小、胎盘成熟程度，有无脐带缠颈等，进行临产前的最后评估。

提醒准妈妈，若无必要，不要频繁做 B 超检查，尤其是不要用 B 超来鉴别胎儿性别。因为，鉴别胎儿性别需要比较长的时间照射胎儿一个部位，这可能会由于 B 超的热效应，给胎儿带来伤害。再者，从优生的角度讲，生男生女都一样，任意利用医疗技术鉴别胎儿性别的行为，都违背了人类繁衍的自然规律，造成男女失衡，不利于社会的健康发展。

| 一句话提醒 |

若妊娠晚期怀疑羊水减少，就需要多次 B 超检查确诊。因为羊水量减少，胎儿容易发生缺氧，出生时发生窒息的可能性就越大。

◆ 第一次怀孕，没按时检查怎么办

Q: 我平时工作比较忙，再加上自身比较马虎，错过了孕早期的排畸检查，这可怎么办呢？有什么补救措施吗？

专家在线：

怀孕第一次，难免丢三落四，甚至有不少孕妇明明出现了早孕反应，自己也已经隐隐感觉是怀孕了，但不以为然，既不及时告诉家里亲人，也不主动去医院检查，一拖就是一两个月。这样，确定妊娠时，大多已是妊娠 3 个多月了，已错过了引起畸胎和容易造成流产的危险时期的检查，忽视了早孕保健，对母子健康极为不利，甚至可导致严重后果。

没按时检查，就一般而言，就不能及时发现妊娠并发症及胎位、胎儿异常，是造成难产的重要原因之一。所以，对此不能一直抱着一种侥幸心理，更不要无所谓的态度，遇到这种情况，应向医生说明在没有检查期间所发生的一切情况，如有无腹痛、阴道出血、发热、有毒物质接触、头痛、头晕、眼花等不适，有无胎动异常、阴道流液等，以便医生能给你一些保胎或者处理的建议。

体重增长，孕期多重才算合适

Q: 办围产卡的时候是 12 周，称过体重是 98 斤，如今过去一个多月了，肚子能看出比之前大了一点，自己又称了一次体重，还是 98 斤！这算正常吗？孕期体重增长有没有参考值？

孕早期，准妈妈受孕吐影响，不思饮食，体重不增加的情况是可以理解的，准妈妈不必过于担心。只要保持心情愉快，科学进补，相信宝宝会健康平安地来到你身边。

以下是《孕妇在怀孕期间的体重增加标准》，以供参考。

1. 中等身材的准妈妈。孕期体重可长 12.5 ~ 16 千克。在孕早期最多长 1 ~ 1.5 千克；在 12 ~ 20 周，每周长 0.3 千克；20 ~ 28 周，每周长 0.4 千克；28 周以后，每周长 0.5 千克。

2. 瘦型准妈妈。在孕 20 周之前，每周长 0.4 千克；20 周以后每周长 0.5 千克。整个孕期可长 12.5 ~ 18 千克。

3. 肥胖型准妈妈。在 13 ~ 28 周前，每周长 0.2 千克；28 周以后，每周可长 0.3 ~ 0.4 千克。整个孕期长 6 ~ 8 千克。

提醒准妈妈，整个孕期的体重增加值宜控制在 12 千克左右。如果体重过高或增长速度过快，会增加患上高血压、糖尿病或怀上巨大儿的可能性，加大顺产或剖腹产的难度，因此，准妈妈要学会科学控制体重。当然，体重增长异常也可以提示某些疾病的出现，如果你的体重在一段时间内变化非常不合理，迅速增加或降低，就要到医院进行详细检查了。

◆ 睡眠不好，准妈妈如何才能睡得香

Q: 听说孕妇睡觉不可以仰卧，所以我总习惯性地左侧或右侧睡。但最近一段时间，我睡觉时总感觉腰酸腿疼，有时还会半夜因抽筋疼醒。如何才能睡得更舒服呢？

随着腹部的渐渐隆起，准妈妈睡眠时最好采用左侧卧姿势，这样能使血液最大量地流向子宫，对宝宝非常有好处。为了避免因为血液循环不良而抽筋，准妈妈要注意下肢保暖。若因腿抽筋使你从睡梦中醒来，试试用力将脚蹬到墙上或下床站立片刻，这会有助于缓解抽筋。如果恐惧和焦虑使你不能入睡，就要考虑参加分娩学习班或新父母学习班。

这里有一些调理孕期睡眠的策略，希望有助于准妈妈建立高质量的睡眠。

1. 将室内温度降低。激素导致准妈妈体温略微增高，这样会影响睡眠质量。降低室温可以使人心平气和，易于入睡。

2. 避免睡前刺激。临睡前，准妈妈不要看煽情小说，不要看故事情节大起大落的悲剧类节目；不要饮用刺激性的饮料，如浓茶、咖啡、可乐等；也不要食用高盐食物，避免精力旺盛、口渴造成的失眠。

3. 晚上临睡前用温水浸泡双足，然后喝一杯牛奶即可上床，这样可促使尽快入睡。

4. 睡前进行一些自我按摩，可帮助准妈妈解除失眠的烦恼。自我按摩时，可采取双手食指推抹前额的方法，推抹时每次约 30 次；也可用拇指背侧推擦太阳穴 30 次。

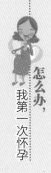

|一句话提醒|

准妈妈要改变以往不良的睡眠姿势，如趴着睡觉或搂抱一些东西睡觉，因为趴着睡觉或搂抱东西睡觉可造成腹部受压，导致胎儿畸形，更严重的会导致流产。

◆ 烦，烦，如何才能减轻妊娠纹

Q: 最近姐姐从美国回来了，刚刚生过孩子的她跟产前一样皮肤细腻，容光焕发，而且胸部还大了一点，大家都说她越来越"妖精"了。而我呢？不比不知道，一比吓一跳！怀孕不过才4个月，我的肚皮上就出现一条条弯曲带状花纹，颜色有点紫红。难道这就是传说中孕妇的美丽克星——妊娠纹？怎样才能消除这些难看的妊娠纹呢？

专家在线：

据统计，约70%～90%的孕妇在首次怀孕时，会出现妊娠纹。这是由于孕期荷尔蒙紊乱，孕妇皮肤内的胶原纤维变得脆弱，而肚子里的小宝宝却在不断地发育，皮肤组织牵拉过度，弹性纤维逐渐断裂所致。即使在产后，虽然断裂的弹性纤维逐渐得以恢复，但还是难以恢复到以前的状态，皮肤上的裂纹逐渐褪色，最后变成银白色，这就是妊娠纹。

那么，怎样才能减轻妊娠纹呢？主要有以下三种方法。

1. 通过散步、瑜伽等有氧运动，来降低体内多余脂肪的积聚，减少妊娠纹出现的几率。

2. 多吃一些含胶原蛋白丰富的猪蹄、羊蹄，以增加皮肤弹性，缓解妊娠纹的产生。

3. 使用符合肤质的妊娠纹防护霜或维生素E油进行局部按摩，也能起到避免或缓解妊娠纹的作用。

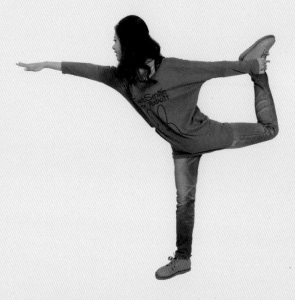

按摩方法如下：

（1）腹部。以肚脐为起点，以顺时针方向不断地画圈按摩，画圈时应由小至大向外扩散，直至均匀地涂满整个肚皮为止。

（2）臀部。涂抹时可将双手放在臀部下方，用手腕的力量由下往上、由内至外轻轻按摩即可。

（3）大腿。以膝盖为起点，由后侧往上推向髋部10次。

（4）乳房。涂抹乳房时，可以乳沟做为起点，以指腹由下至上、由内至外轻轻画圈按摩，直至贴近下巴的脖子为止。

（5）背部。双手由脊椎的中心往两侧推摩。

|一句话提醒|

妊娠纹与遗传也大有关系，如果母亲留下了很深的妊娠纹，自己就一定要注意预防。

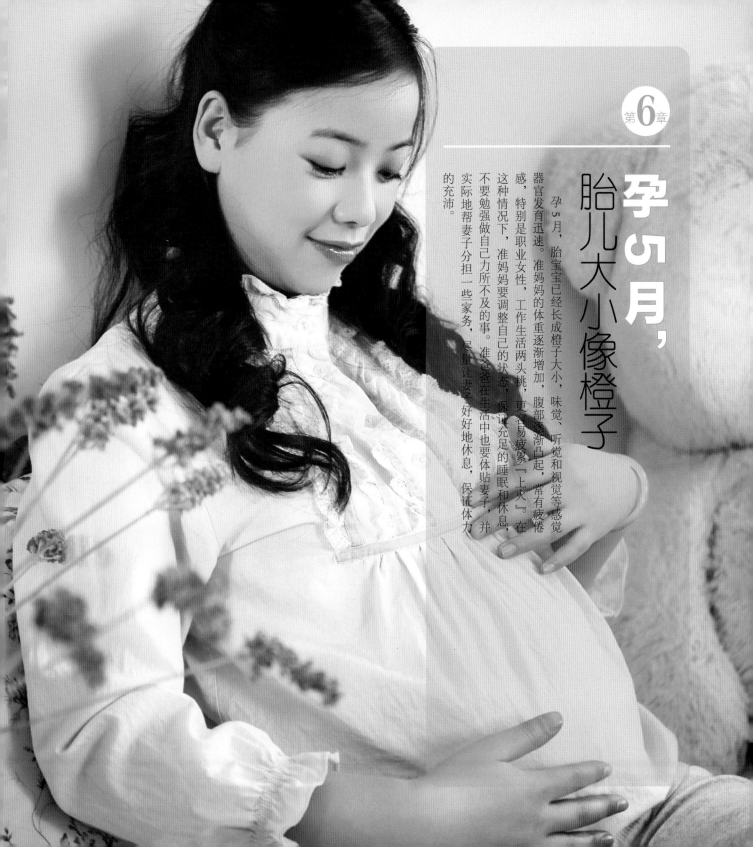

第6章

孕5月，胎儿大小像橙子

孕5月，胎宝宝已经长成橙子大小，味觉、听觉和视觉等感觉器官发育迅速。准妈妈的体重逐渐增加，腹部逐渐凸起，常有疲倦感，特别是职业女性，工作生活两头挑，更容易疲累「上火」。在这种情况下，准妈妈要调整自己的状态，保证充足的睡眠和休息，不要勉强做自己力所不及的事。准爸爸在生活中也要体贴妻子，并实际地帮妻子分担一些家务，尽量让妻子好好地休息，保证体力的充沛。

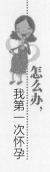
◆ 显而易见：本月准妈妈身体变化

孕5月准妈妈身体变化参照表	
指标项	身体变化
体　重	最少增加了2千克体重，多的也许会达到10千克。
子　宫	子宫在腹腔内慢慢增大，可测得子宫底高厚度在耻骨联合上缘的大约15~18厘米处。19周的时候，子宫底每周会升高1厘米。
乳　房	乳房比以前膨胀得更为显著，部分准妈妈还能挤出透明、黏稠、颜色像水又微白液体，乳房更加丰满。
妊娠反应	尿频等早孕反应自然消失，身心倍感舒爽。
其　他	臀部也因脂肪的增多显得浑圆。

◆ 超乎想象：本月胎宝宝发育变化

孕5月胎宝宝发育参照表	
指标项	身体发育
胎　长	18 ~ 25厘米。
胎　重	160 ~ 300克。
五　官	耳朵入口张开,胎儿的听力形成，感觉器官开始按照区域迅速的发展。头发、眉毛齐备。
四　肢	手指、脚趾长出指甲。
器　官	头已占全身长的1/3，皮肤变成半透明；胎儿肾脏已经能够制造尿液；生殖器清晰可见。
胎　动	胎动位置比较靠近肚脐眼，胎动时像鱼在游泳，或是"咕噜咕噜"吐泡泡，跟胀气、肠胃蠕动或饿肚子的感觉有点像，没有经验的准妈妈常常会分不清。
其　他	骨骼和肌肉也越来越结实，此时胎儿能吞咽羊水，牙床也开始形成。

◆ 抓重点！本月再忙也要做的事

1. 来了，来了，这下真的感觉 TA 来了——胎动较为明显，胎宝宝"悄悄"地告诉准妈妈 TA 真的来了。不同的人往往感觉不一样，有的感觉"咚咚咚"，有的感觉"咕咕咕"，还有的孕妇会有"挠痒痒"的感觉。

特别提醒：如果昨天还感觉到了胎动，今天感觉"跟平常没什么两样"，那么，请孕检。

2. 真真正正做胎教——如果以前的胎教，更多是通过母体做"潜移默化的传递"，那么，这个时候，胎宝宝开始会"临朝听政"了。有流产、早产迹象者，不宜进行抚摸胎教。

3. 便便总也下不来——本月要防止便秘和贫血。

◆ 本月主打营养素：维生素D

【释义】维生素D是能呈现胆钙化固醇（维生素 D_3）生物活性的所有类固醇的总称，属脂溶性维生素类。影响钙、磷的吸收和贮存，有预防和治疗佝偻病的功效。

【作用】促进胎宝宝骨骼和牙齿的发育。怀孕第5个月后是胎宝宝的骨骼和牙齿迅速钙化时期，对钙质的需求简直是剧增。

【用量】成人的建议每日摄取量是5微克。妊娠期和哺乳期女性应当增加1倍左右的摄入量。

【食补】从本月起，牛奶、孕妇奶粉或酸奶是准妈妈每天必不可少的补钙饮品。此外，还应该多吃以下这些容易摄取到钙的食物，如，干乳酪、豆腐、鸡蛋或鸭蛋、虾、鱼类、海带等。另外，准妈妈应每天服用钙剂。需要注意的是，钙的补充要贯穿于整个孕期始终。

◆ 别嫌烦！胎宝宝喜欢准妈妈这么做

月初体重：＿＿＿＿＿＿＿＿＿＿＿＿

月末体重：＿＿＿＿＿＿＿＿＿＿＿＿

月初腰围：＿＿＿＿＿＿＿＿＿＿＿＿

月末腰围：＿＿＿＿＿＿＿＿＿＿＿＿

血压测定：＿＿＿＿＿＿＿＿＿＿＿＿

子宫底高度：＿＿＿＿＿＿＿＿＿＿

超声波检查：＿＿＿＿＿＿＿＿＿＿

血液检查：＿＿＿＿＿＿＿＿＿＿＿

胎动记录：＿＿＿＿＿＿＿＿＿＿＿

本月异常：＿＿＿＿＿＿＿＿＿＿＿

异常处理：＿＿＿＿＿＿＿＿＿＿＿

你问我答：
准妈妈本月怀孕疑惑

◆ 怕得阴道炎，孕中期能去游泳吗

Q：听身边的姐妹们说，孕中期应该多做运动，这样供氧足，自己好，宝宝也好。可婆婆说了，运动嘛，那就多散散步。但我觉得散步的运动量不够，希望能爬爬山、跑跑步、游游泳啥的。但上次兴冲冲问医生："我想去游泳，你看可以吗？"医生回答说，游泳是没有问题的，但怕得阴道炎。挺郁闷！到底该不该去呢？

专家在线：

游泳是对准妈妈十分有益的有氧运动，它可以增加准妈妈的肺活量，舒展全身筋骨增加身体的柔韧性，还能锻炼腰部肌肉，增强体力，促进孕妇的血液循环，有助于为胎儿输送营养物质，促进胎宝宝的发育。游泳还可以放松子宫，强化心肺机能，帮助顺产。

在平稳进入孕中期后，流产的可能性大大减

少。如果准妈妈身体状况良好，在细节工作做到位的情况下，是可以去游泳的。

游泳场地最好选择室内温水游泳池，水温最好能保持在 30℃，一方面在这种水温下，肌肉不容易抽筋，也不太容易疲劳，另一方面，这样的水温也不会因为太热，而使准妈妈体温升高。游泳池水一定要干净合格，以免发生阴道感染。游泳时间最好选择子宫不易紧张的时间（上午 10 点至下午 2 点）。

除此之外，以下细节也需注意：

1. 不要脚朝下跳入池中。脚朝下跳水容易使水进入阴道，造成感染，同时跳水易对腹部造成冲击。要缓慢地使身体进入水中。

2. 不要穿着湿游泳衣到处乱坐，不要借用或租用游泳衣游泳，防止细菌侵入阴道繁殖，引起阴道炎。

3. 游泳时，应有人在旁或在岸上监护。还要准备一块防滑垫，以便在池边休息。

4. 时间不宜太长，应以运动结束时不觉太累为宜。

| 健康小常识 |

有习惯性流产史的孕妇，尽量不要选择在妊娠期游泳。

◆ 外出旅游，孕中期还能"疯"吗

Q: 最近单位组织出境游，行程是上海经新加坡到巴厘岛的，我能正常参加这次旅游吗？补充一句：我平时身体很好，这是头胎，上次做了 B 超，显示胎儿一切正常。如果决定去旅行，有什么特别要注意的吗？

专家在线：

孕中期，胎宝宝的发育进入相对稳定时期，可以禁得住一定强度的颠簸与运动，而且准妈妈剧烈的妊娠反应已经过去，沉重的大腹便便与腿脚肿胀尚未出现，准妈妈身体素质好的话，是可以出去旅行的。不过，安全措施一定要做到位。

充分做好准备工作

准妈妈出发前要做到三个必须：必须去医院做一次产前检查，将整个行程向医生详述，以取得医生的指导；必须有亲人陪同，确保途中的周全照顾与安全；必须准备宽松、舒适的衣裤和鞋袜，带一个自己用着舒服的枕头或软垫供途中使用；旅途中可能用水不方便，记得带上消毒湿巾、卫生纸、护垫；还要带点可口的零食，以备到达目的地后吃不惯那里的食物时应急。

选择好交通工具

长距离旅行，应选择飞机、火车、轮船这些既平稳舒适又安全的交通工具。准妈妈乘飞机时要系上安全带，乘飞机和火车最好选择紧靠通道的座位，这样便于经常起立活动下肢，防止浮肿，也便于去洗手间或上下车。乘坐汽车是下策，因为旅途颠簸、跳跃是引起流产的第一位因素。最好不要亲自驾车，以防发生不测。

避开高峰时期

准妈妈旅游时要避开人多的双休日和节假日，同时避开交通高峰时间，还要掌握好活动量，注意合理安排体力与运动，不可太过劳累。

旅游时间不宜太长

旅游时间最好控制在 3 天之内为宜，不然你和胎宝宝都会吃不消，而且对一个陌生地的新鲜感过去之后，剩下的只能是不适感和焦虑了。

| 一句话提醒 |

准妈妈在旅游中如果发生腹痛、阴道出血等现象，应立即就医，终止旅行。

◆ 胎动明显减少，宝宝有啥闪失吗

Q: 怀孕真是痛并快乐的过程，身心都会经受巨大的考验，就拿我来说吧，最担心腹中的宝宝有啥闪失，于是从感觉到胎动的那一天开始，就坚持数胎动，已经坚持了一个多月了！但令人焦急的是，腹中宝宝这几天胎动明显减少，周围人说是缺氧造成的，真是这么回事吗？

专家在线：

当准妈妈感觉到胎动减少时，不要慌张，应该安静下来，停止正在走动或忙碌的状态，休息一下后，再观察胎儿的活动。如果发现胎动真的减少，甚至是停止了，应尽快就医，以确保宝宝的安全。

一般来说，胎动异常主要由以下情况引起：

1. 脐带绕颈：脐带缠绕住颈部时，会造成胎盘供给胎儿的氧气不足，胎动就会减缓。

2. 胎盘剥离：准妈妈有高血压病史，或腹痛、腹部造成外力撞击，大量阴道出血会致使胎盘剥离，使胎动减少甚至停止。

3. 高热发烧：准妈妈体温持续超过 38℃ 时，身体周边血流量增加，子宫和胎盘血流量减少，会使胎宝宝变得少动。

4. 吸烟或服用镇定剂，也会导致胎宝宝活动力降低，胎动减少。

◆ "大肚妈妈"开车上班需注意什么

Q: 怀孕前，我就自己开车上下班，对自己娴熟的驾车技术很自信。怀孕后，曾一度不敢开车。但坐公交车上班的话，等车时间不算，坐车的时间至少 45 分钟。而打车的话，除了花费高不说，每天上下班高峰期还很难打到车，还不如自己开车方便呢！种种原因促使我又成了"开车一族"，但心中不免忐忑……

专家在线：

从专业妇产科医生的角度看，是不建议准妈妈们开车的，尤其是在孕早期和孕晚期，开车上路很不安全。但在孕中期，如果准妈妈车技尚可，可以短时间驾车，但一定不能长时间开车。

为了保护腹中胎宝宝，准妈妈在开车时需注意以下细节：

1. 准妈妈在开车时应把速度控制在 60 千米 / 时以内，这样才能保证在一般情况下，不出现急刹车、急转弯等紧急制动。

2. 每天只开熟悉路线，尽可能避开交通堵塞的高峰时间；连续驾车尽量不超过一小时；若路上遭遇堵车，切忌堵车又"堵心"。建议在堵车时听胎教音乐 CD，既用来消磨时间，同时也进行了音乐胎教。

3. 驾驶位的座椅椅面最好调成前高后底，靠背也要向后略微倾斜，这样在制动时比较方便，也不会撞上方向盘或仪表板，造成腹部受伤。腰部安全带紧贴腹部下方绕过，避开隆起的肚子；肩部安全带斜穿过胸部中央到侧腹部，同样要避开隆起的肚子。

4. 孕妇很容易出现下肢水肿，开车时最好穿舒适的平跟鞋，并在脚下铺一块柔软的脚垫；为了避免出现疲劳和腰痛，可准备一个舒适的靠垫放在后背。

5. 建议准妈妈在车后窗贴上"车上有孕妇"字样，提醒其他车辆避让。若遇到其他车辆的"欺负"，准妈妈要注意控制自己的情绪，千万不要与他人赌气，否则会气伤身体，而且开"斗气车"也容易发生交通事故。

│一句话提醒│

准妈妈要带好手机，并保持电量充足，在遇到危险情况时可以及时求助。

◆ 乳房青筋密布，如何保卫乳房

Q: 我的胸部本来比较平，一度想去隆乳呢！可怀孕后突然乳房自己变大了，起初还挺高兴的，但发展到现在，整个乳房青筋密布，乳晕颜色很深，乳头上还长出许多可怕的一粒粒不知道是什么的东西。这到底是怎么回事？

专家在线：

准妈妈要坦然面对乳房的这种变化，因为这是大自然赋予人类天性的功能，其作用是为了适应分娩后哺乳的需要。同时，妊娠期乳腺发育的程度也是决定分泌乳汁多少的重要因素。

针对这位准妈妈的烦恼，我们一一提供了最佳解决方法：

乳房呵护方案

1. 为了让日益变大的乳房不走样，防止已受压迫的乳房神经讲一步受到压迫，准妈妈最好能穿戴专用胸罩，给乳房提供良好的支撑，还可以购买哺乳期胸罩，这种胸罩和孕期胸罩一样能为胸部提供足够的承托力，产后哺乳期可以继续使用，一定程度上也节省了金钱。

2. 每月进行一次乳房自检，将妊娠乳腺炎消灭在萌芽状态。方法如下：准妈妈站在镜子前，仔细观察每一侧乳房的外观，大小、皮肤颜色的变化，乳房是否有湿疹，或者皮肤是否出现凸痕，两个乳头高度是否有差别，乳头有无液体流出。还可以采用触摸法，在床上躺平，右臂高举过头，可在右肩下垫一软垫，使右侧乳房呈水平状态。左手两指并拢用指肚顺时针按压，检查乳房各部位是否有肿块或其他变化，然后用同样的方法检查左侧乳房，并比较左右乳房有何不同。

如果发觉诸如乳房急性红肿热痛、血丝性乳头分泌、乳头龟裂及皮肤溃疡，那就不可等闲视之，应立即到医院就诊，以免耽搁诊断和治疗的时间。

乳头呵护方案

1. 第一次怀孕的准妈妈，乳头会比较娇嫩，敏感，在哺乳的时候往往经受不住婴儿的反复吮吸，会感到疼痛或者奇痒无比。为了预防这种情况的发生，准妈妈从怀孕的 5～6 个月开始，每天用温水和干净的毛巾擦洗乳头一次，尤其要注意将乳头上积聚的分泌物结痂擦洗干净，然后在乳头表面擦一点婴儿油，这样可以增强皮肤的弹性和接受刺激的能力。

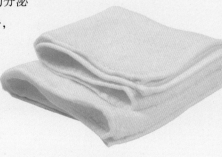

2. 正常的乳头为圆柱状，凸出在乳房表面，如果乳头内陷，宝宝会含不住，乳汁也就没法吸出来。为防止日后哺乳困难，乳头凹陷的准妈妈最好从怀孕5～6个月开始，每天做这样的动作：一只手的手指压紧乳晕两侧，另一只手将乳头轻轻向外提，也可以在乳头两侧上下轻轻推动，将乳头挤出。如果效果不明显，准爸爸可用口轻轻地吸吮乳头，但不要时间过长，子宫一旦出现收缩立即停止。特别提醒的是，如果准妈妈曾有早产或习惯性流产史，准爸爸不能采用吸吮的方法矫正乳房。

| 一句话提醒 |

有的人胡乱吃些消炎药或是抗生素类药来止住乳房胀痛，这是错误和危险的。

◆ "孕味"十足，如何选择孕妇装

Q: 肚子越来越大了，以前的衣服已经"罩"不住它了，打算去买几套孕妇装，让自己在孕期也能美美的！请问，孕妇装该如何挑选，才能使准妈妈看起来苗条？

专家在线：

许多准妈妈有这样的观念："反正孕期再怎么保养，再怎么穿，挺着大肚子也好看不到哪里去。"你必须认清：这种观点是错误的，大肚子也可以别有"孕"味。

现在市场上的孕妇装有很多种风格，可爱的、时尚的、帅气的任你选。准妈妈可根据自己的喜好和体形，挑选那些穿在身上能够很美地体现胸部线条，使鼓起的肚子显得不突出的样式。也可以去专门的服装店定制专属于自己的孕妇装，还

可以穿自己以前的比较宽大的衣服，只要自己喜欢、穿着舒适而又漂亮大方，能体现出自己的气质和精神面貌就可以了。

在孕妇装的颜色、搭配方面，明快的颜色能使人精神振奋、心情愉快；深色则可以隐蔽准妈妈体形，若能再加上宽松肥大的式样或高腰大下摆的设计，会使别人的注意力从膨大的肚子上移开；多层次的穿着能使体形显得不那么臃肿、庞大，例如一个长裙外加一个短罩衣，或一件长袖套头衫加一件稍短的马甲，看起来非常和谐而且精巧。

| 一句话提醒 |

为了弥补体型上的不足，准妈妈头发要梳理得整齐美观，这样会使略显沉重的体型显得轻松。

饮食参考：
准妈妈怀孕了该怎么吃

◆ 不可或缺，本月准妈妈所需营养素

孕5月，胎宝宝的骨骼和牙齿生长得特别快，是迅速钙化时期，对钙的需求剧增。此时若缺钙，会影响胎宝宝的生长发育，如牙齿、骨骼的发育，甚至患上先天性佝偻病。缺钙对母体也是非常不利的，轻度缺钙，身体会调动母体骨骼中的钙盐，来保持血钙的正常浓度；重度缺钙，就会出现小腿抽筋、手脚抽搐和肌肉痉挛现象，甚至因为骨

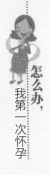
质疏松引起骨软化症。因此，从本月起，准妈妈要加强钙的补充。

食物中含钙最多的是奶类及奶制品，如奶粉、酸奶、奶酪等（乳酸饮料和各类含乳饮料不在其列），准妈妈要将其纳入每天的饮食计划中。豆制品、坚果、芝麻以及海鱼、虾皮、海带、紫菜等海产品的含钙量也很高，虽然其钙吸收率较奶类差一些，但经常食用对补充钙质也是很有利的。

下面为准妈妈提供一些补钙食疗方法：

1. 在面包、饼干和薄烤饼上涂上蜂蜜，芝麻和芝麻酱的含钙量也较高，饼干和蔬菜可以蘸着它们吃。

2. 将脱脂奶粉放入汤、奶昔里，或者在做松饼或薄饼的面粉里加入脱脂奶粉。

3. 用原味酸奶作为沙拉酱的底料，或用水果味的酸奶做水果沙拉，或新鲜水果的蘸酱。

4. 用柔软光滑的豆腐做布丁和沙拉酱的底料。

5. 用牛奶或奶粉做奶油汤。

6. 用含有 2 倍钙的奶粉做土豆泥、布丁和奶油沙司。

7. 食用奶制品做的食物，如布丁、酸奶和奶昔。

8. 在土豆泥、蔬菜、意大利面条中放入低脂或脱脂奶酪。

当然，补钙也要适量，通常补到 36 周就可以了，以避免婴儿头颅发育太硬，不利于顺利自然

分娩。另外，补充钙片前应该先咨询医生，要根据自己身体钙含量的情况及钙流失的情况，在医生的指导下服用钙片。

| 一句话提醒 |

准妈妈在做好防晒准备的前提下，多做户外活动，经常晒太阳是很有好处的，可以促进皮肤产生维生素D，帮助钙的吸收。

◆ 好孕食谱，对妈妈、宝宝都好的饮食

饮食原则

孕 5 月，胎儿消化器官、神经系统、骨骼系统都在生长发育，准妈除了寒凉、燥热、辛辣的食物不要吃之外，其他食物，如瘦肉、猪肝、鸡蛋、鱼等都可以均衡进食。注意：要做到荤素搭配、合理营养，同时把好食物质量及烹调关。

食谱举例

1. 蜂蜜水果粥

做法：准备苹果、梨各两个，去皮切成小丁；5 克枸杞子洗干净；100 克粳米洗干净。把粳米熬成粥，再将枸杞子、水果丁一起加入粥内，煮开后，稍稍冷却即可食用。

益处：此粥口味清新，具有清心润肺、消食养胃的作用，能够有效改善准妈妈便秘状况。

2. 海苔牛肉

做法：将 100 克牛肉洗干净，整体放入锅内，加水，开文火烧到酥烂为好，捞起冷却后切片。将牛肉片放入容器内，加 30 克芝麻、适量麻油、盐调味，拌匀后装盘，在牛肉上撒上撕碎的海苔即可。

益处：此菜含有丰富的铁质、矿物质和维生

素，能帮助胎儿大脑发育，还能有效地预防贫血。

3．西红柿肉片

做法：将熟的猪五花肉 100 克去皮，切成长 4 厘米、宽 2 厘米、厚 0.6 厘米的片，将其放入碗内，磕入 1 个鸡蛋，搅成鸡蛋液，再加入 30 克水淀粉、20 克面粉搅匀成浆备用。另取一净碗，放入两个去皮的西红柿，捣成泥，加入 100 毫升冷开水、70 克白糖调成汁备用。锅置火上，倒油烧至七成热，逐个下入猪肉片，炸成浅黄色，捞出沥油。原锅留底油，倒入调好的汁，再加入炸好的肉片，颠翻几下即成。

益处：此菜含有蛋白质、脂肪、钙、磷、铁和维生素 C 等，营养丰富且肉质鲜美，适合准妈妈食用。

4．红豆姜汤

做法：将 120 克红豆浸泡 12 小时；姜 60 克洗净拍碎；将红豆和姜加水熬煮约 20 分钟，滤除残渣，加入糖煮滚备用。锅中放水，煮滚后加入 80 克小汤圆煮熟，捞出，泡凉开水，待凉后取出。食用时将红豆、汤圆、姜汁混合在一起即可。

益处：此汤具有生津、利便、除肿之效，有益于消除孕中期的妊娠浮肿。

5．鲜奶炖鸡蛋

做法：将两个新鲜鸡蛋去壳放碗中，用筷子顺一个方向用力打散，直到把蛋白和蛋黄搅匀。将适量鲜奶注入蛋液中搅匀，再放入两茶匙砂糖，搅至糖溶化。将碗放入盛有沸水的锅中，盖好锅盖，以中火炖约 10 分钟即成。

益处：此羹有很丰富的钙质、维生素，且清润香甜，是孕中期准妈妈的最佳食品。

6．红枣黑木耳汤

做法：将 20 枚红枣去核备用，30 克黑木耳洗净备用；将黑木耳、红枣加水适量，煮半个小时左右。每日早、晚餐后食用。

益处：黑木耳可润肤，防止皮肤老化；大枣能和中益气，健脾润肤。经常服用此汤，可以驻颜祛斑，健美丰肌。

7．肉丁豇豆炒饭

做法：将 500 克豇豆摘洗干净，入开水中焯 3 分钟后捞出沥干，切成小段备用；将 200 克五花肉切丁，大蒜剁碎备用。炒锅上火，待锅热后下五花肉，中火煸炒至肥肉出油，肉色金黄时盛出。然后小火爆香蒜末，下入辣酱炒出香味和红油，再放入豇豆大火翻炒片刻，加入适量糖、盐、料酒，添加一点点热水，翻炒至水分收干，将炒好的肉丁放进去，继续大火翻炒片刻，即可出锅。

益处：此饭可益肝肾，补脾胃，最适合脾胃虚弱、食少便泻的准妈妈常食。

8．沙参心肺汤

做法：将 15 克沙参、15 克玉竹洗净后用纱布袋装好，扎上袋口备用；将猪心、猪肺各 1 个用水冲洗干净，挤尽血水与药袋一起放入沙锅中，再将洗净的葱段放入锅中，加入适量水，大火煮沸后捞起浮末，改文火炖至肉烂，加适量食盐即成。

益处：此汤有养阴润肺、润肠通便的功效，对气阴不足引起的咳嗽、咽喉肿痛、便秘等症有很好的改善作用。

◆ 饮食宜忌，吃得安心孕育才更放心

宜

本月胎儿机体和大脑发育速度加快，对脂质及必需脂肪酸的需要增加，所以孕妇可吃些花生

仁、核桃仁、葵花子仁、芝麻等油脂含量较高的食物。

忌

1. 油腻的食物，如肥肉和鸡翅等油炸品，在制作过程中所用的食用油难免不是已经用过若干次的回锅油。这种反复沸腾过的油中有很多有害物质，准妈妈应该远离。

2. 太咸的食物，会引起血压上升或双足浮肿，准妈妈应该少吃。

除烦解忧：
准爸爸按摩助你"好孕"

◆ 骨盆疼痛——背部、足部按摩方法

怀孕后，很多准妈妈会感觉骨盆疼痛，甚至出现连走路和翻身都很困难的情况，这是因为骨盆韧带出现变化引起的。

盆骨的最前段是由盆骨的韧带构成的，它起着支撑女性生殖器的作用。怀孕后，卵巢会分泌一种叫"松弛素"的物质，松弛素使骶髂关节和耻骨联合的纤维软骨及韧带变得松弛柔软，骶髂关节和耻骨联合变宽、活动性增加。如果韧带过度松弛，就会使耻骨联合分离，骶骨不能固定左、右髂骨，骨盆缺乏稳定性，孕妇在行走、坐立、上下楼梯、翻身时，骨盆的各骨就会出现各自移动，牵拉耻骨间的纤维软骨、韧带，从而引起耻骨和骶髂关节疼痛，严重时疼痛还会放射到大腿根部或会阴部，甚至造成孕妇行动困难，

背部按摩

丈夫双手相叠在尾骨上按压 4 秒钟然后停顿 2 秒再压，重复 3 次；然后按压妻子臀部，由下至上推擦，有热感即可。

足部按摩

丈夫先用大拇指轻轻按压涌泉穴，以疏通气血，在此基础上，推压腰椎反射区，每次 4 秒钟，重复 5 次。

另外，在日常生活中也可通过以下方式进行防治。

1. 注意休息，避免长时间的站立、行走、久坐，减少上下楼梯及走斜坡路。

2. 锻炼时，动作应和缓，减少过度流汗。

3. 为防止腹压增高，尤其要预防便秘，多吃富含纤维素和矿物质的蔬菜、水果。

| 一句话提醒 |

不可随便服用止痛药物或贴止痛药膏，确实需服药时，必须在医生的指导下服用。

◆ 妊娠瘙痒症——背部、足部按摩方法

妊娠中晚期，大多数准妈妈会感到皮肤瘙痒，这与体内激素水平升高，从而刺激皮肤有关。如果准妈妈瘙痒严重，甚至出现黄疸，且伴有乏力、腹泻、腹胀，在这种情况下，应考虑是否得了妊娠瘙痒症。

妊娠瘙痒症，又名妊娠胆汁淤积症。准妈妈患上此病后，胆汁的正常排泄能力大受影响，不能及时排出体外，而是淤积在身体某些部位引发痒感。若胆汁淤积在胎盘，会使胎盘血流量减少，可引起早产、死胎。

准妈妈一旦患了妊娠瘙痒症，应严密观察胎宝宝情况，勤数胎动，发现异常情况及时与医生联系；伤口很严重或出现湿疹后也没有消退的迹象时，应在皮肤科医生的指导下服用中西药，以确保宝宝安全渡过难关。

背部按摩

1. 用手指指腹从准妈妈第 7 胸椎颈椎抚摸到第 5 颈椎，此动作重复 3 次，每次 4 秒钟。

2. 用拇指和食指按压准妈妈第 7 胸椎和第 8 胸椎 4 秒以上。

足部按摩

1. 跟其他足部按摩相仿，丈夫先就涌泉穴进行按摩，然后向着输尿管的反射区滑动按摩，一般每次按摩 5 秒钟，做 5 回即可。

2. 将妻子的脚放在膝盖或者腿上，从趾尖向脚跟方向搓脚背，15 次即可。

在日常生活中除了遵医嘱用药外，准妈妈在生活中应注意：穿棉质的衣服，不穿尼龙或纤维做成的内衣裤；不宜在皮肤涂抹香皂或有香味的化妆品，否则会引起过敏反应，使瘙痒症或湿疹变得更严重。

| 一句话提醒 |

伤口很严重或出现湿疹后也没有消退的迹象时，应在皮肤科医生的指导下进行治疗。

◆ 妊娠晕眩——手部、足部按摩方法

孕期眩晕是准妈妈常见的症状，轻的头晕目眩，身体失衡；重的眼前一黑，突然晕倒。尤其是在空气流通不好，人群拥挤、集聚的地方更容易发生。

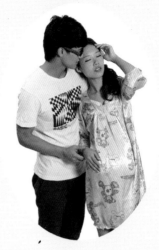

手部按摩

先与妻子做个小游戏，如做做拍手游戏，然后按揉妻子的曲池穴、手三里穴，每穴各按揉 4 秒钟，重复 3 次。力度稍重，以微微有胀痛感为宜。

足部按摩

可以和妻子先做做挠痒痒的游戏，即用手轻点妻子脚心，不动为赢，然后在快乐的气氛中按揉足三里穴 4 秒钟，重复 3 次。力度稍重，以微微有胀痛感为宜。

另外，在日常生活中也可通过以下方式进行防治。

1. 日常饮食要做到均衡、营养，尤其要注意补充铁，这是造血的原料，对人体健康大有裨益。

2. 少吃多餐。最好在三顿正餐中间加上些小食品，如：奶类、豆腐脑、鸡蛋、坚果等。如果工作忙或有其他原因顾不上吃饭，可将巧克力带在身边，以备临时补充体力之用。

3. 运动时注意适度，从躺位、蹲位和坐位变换为站立姿势时宜缓慢。

4. 为防止血管扩张，血压下降引起头晕，洗澡时水温不能过高。

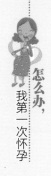

5. 为尽量减少影响血液回流，不要穿过紧的衣裤和袜子。

轻松怀孕：
明明白白孕后那些事儿

◆ 17 ~ 20 周时，用数胎动检测宝宝健康

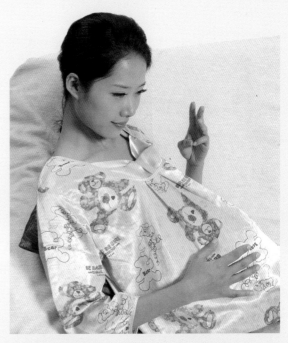

当胎儿发育到 17 ~ 20 周时，准妈妈一般都可以感受到胎动。

对准妈妈而言，胎动不仅是胎儿在动而已，也是能显示宝宝生命活力的重要指针，更是你们亲子间特殊的沟通方式：有的准妈妈感觉胎动就像小球在肚子里面滚动；有的则感觉像是肠子在蠕动；也有奇妙的说法，好像气泡的运动；更有趣的则形容像蝴蝶在肚里闪过……这时，千万不要忘记让爸爸也一起参与你们之间的奇妙互动！此外，每个准妈妈都应该掌握胎动的规律，学会数胎动，以便更好检测胎宝宝健康与否。

具体方法如下：找个安静的环境，以舒适的姿势坐下，把脚垫高。如果有可能，你最好左侧位躺下，让自己完全放松。把手放在自己的肚子上，集中精神，感受宝宝的胎动。感受到 1 次胎动，就做一个记号。你可以在一张准备好的纸上画钩，也可以数豆子。每次数胎动 1 个小时，再把这次数到的胎动次数记录到你的胎动记录表里。

当日睡觉前，把测得的 3 次胎动次数相加在一起，然后再乘以 4，得出 12 小时的胎动次数。一般来说，你 12 小时的胎动次数应该在 30 ~ 40 次左右。如果你属于胎动频繁的准妈妈，你 12 小时的胎动次数可能会达到 100 次左右。只要你每天的胎动次数相差不多，你就不必担心。但当你 12 小时内的胎动次数小于 10 或者胎动次数突然有剧烈的增加时，则说明腹中宝宝的健康有问题，需要立即去医院检查。

◆ 亲子互动，一踢一拍和宝宝玩游戏

妊娠第 5 个月，准妈妈对胎动的感觉更加明显啦！胎动的兴奋感也在持续增加，这会让准爸爸非常羡慕。为了让腹中宝宝感受到更多的关爱，建议你们一起给他唱歌，讲故事，或者做"踢肚"游戏。

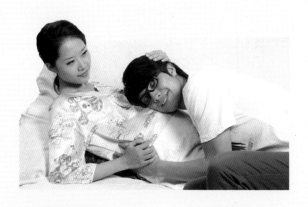

具体方法如下：当胎宝宝踢准妈妈的肚子时，轻轻拍打被胎宝宝踢的部位，然后等待胎宝宝第 2 次踢肚。一般在 1 ～ 2 分钟后，胎宝宝就会再次踢准妈妈的腹部，这时感受到胎宝宝的踢踏后准妈妈再轻拍几下，然后停下来。在拍打时，准妈妈可不时换换部位，胎宝宝就会向准妈妈改变的部位踢去。这种游戏每天进行 1 ～ 2 次，每次可玩几分钟，会使胎宝宝出生后站立和走路都会快些，动作也比较灵敏，而且不爱啼哭。

| 一句话提醒 |

有习惯性流产、早产史及早期宫缩的准妈妈不宜做。

◆ 自我检测，准妈妈"量"出妊娠异常

进入孕 5 月，胎宝宝的发育相当快，每天都可能出现新的变化，准妈妈应该学习一些居家自我检测法，一旦在家发生异常就能及时发现，及早就医。

量腹围

量腹围是孕期检测胎儿是否正常发育的很好方法，准爸爸最好每周都用皮尺测量准妈妈的腹围。具体方法如下：用皮尺围绕脐部水平一圈，进行腹围测量，并将测量结果记录下来，与前几个月比较。一般来说，孕 5 月准妈妈的腹围增长最快，孕 8 月后，腹围增长速度减慢。如果经过一段时间的测量，发现腹围增长过快，就要考虑是否存在羊水过多、双胎等情况。

量宫底高

宫底高就是下腹耻骨联合处至子宫底部的长度，它和胎宝宝在子宫内的生长发育情况密切相关。一般情况下，孕 16 ～ 36 周，宫底高平均每周增加 0.8 ～ 0.9 厘米；36 周后减慢，每周增加 0.4 ～ 0.5 厘米。

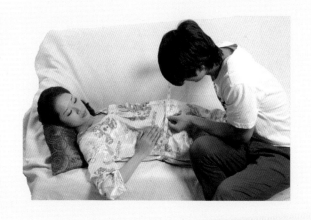

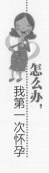

测量方法如下：准妈妈排尿后，取仰卧位，两腿屈曲，准爸爸用卷尺测量准妈妈趾骨联合上沿至子宫底的距离，然后将测量结果记录下来，以方便观察胎宝宝发育与孕周是否相符。

下表是各孕周宫底的大概位置：

孕周	宫底位置
12周	约在耻骨联合上缘以上2~3横指。
16周	约在耻骨联合上缘和肚脐之间。
20周	在肚脐下约1横指。
24周	在肚脐上约1横指。
28周	在肚脐上约3横指。
32周	约在肚脐与胸骨下端剑突之间。
36周	宫底最高，其中央位置在胸骨剑突下2横指。
40周	胎头下降到骨盆，宫底恢复到孕32周时的高度。

◆ 当心早产，孕期不宜多吃罐头产品

罐头产品在生产加工过程中，部分营养物质会被破坏，不如新鲜食品营养价值高，再者，罐头产品会增加一定量的人工合成色素、香精、甜味剂和防腐剂等，以达到色佳味美和长时间保存的目的。

若准妈妈长期大量食用，其中的化学添加剂会通过胎盘血液循环进入胎宝宝体内，而此时的胎宝宝对一些有害化学物质的反应和解毒功能尚不完善，极易引起慢性中毒，出现胎宝宝畸形、流产、早产等现象，因此，孕妇不宜多吃罐头产品。

◆ 适当吃嫩玉米，有助安胎防流产

玉米中含有的蛋白质、脂肪、糖类、维生素和矿物质都比较丰富。它特有的胶质蛋白占30%，球蛋白和白蛋白占20%~22%，可谓超级营养品。玉米中粗纤维多，食后宽肠，有利于消除便秘，有利于肠的健康，也间接有利于胎儿智力功能的发育。尤其是嫩玉米，其水分、活性物、维生素等各种营养成分也比老玉米高很多，非常适合孕中期准妈妈食用。

对准妈妈来说，嫩玉米粒中丰富的维生素E有助于安胎，可用来防治习惯性流产、胎宝宝发育不良等。另外，嫩玉米中所含的维生素B_1能增进准妈妈食欲、促进胎宝宝发育、提高神经系统的功能。嫩玉米中还含有丰富的粗纤维，能加速致癌物质和其他毒物的排出，妊娠便秘者食用，可起到缓解病情的作用。

| 一句话提醒 |

中医认为，玉米须味甘性平，有利尿消肿、降血压、止血、利胆等功效。准妈妈在买玉米时可以挑选一下玉米须，以柔软、有光泽的为佳，买回来后冲洗干净，直接煮水或炖肉都可以。

◆ 母子安全，家居细节要消除隐患

随着子宫的逐渐增大，准妈妈的肚子越来越大，行动越加不方便，家居细节更要做到位，才能消除安全隐患，彰显人性关怀，切实保障母子安全。

将防绊、防滑工作做到位。给可能绊脚的物品重新选择位置，留出准妈妈最大的走动空间；卫生间及其他容易滑倒的地方加放防滑垫，马桶附近安装扶手。

将日常用品摆到方便的位置；把晾衣架子或绳子的位置适当调低一些；把经常使用的物品摆放在准妈妈不用踮脚、不用弯腰就能拿到的地方。

将地毯从卧室内撤掉。温暖舒适的地毯是螨虫栖身的好地方，它所排泄的小颗粒极易被准妈妈吸入，导致胎宝宝发育不良。

将不合适的花草挪出卧室。有些花草，如万年青、报春花、洋绣球等易引起接触过敏。如果准妈妈的皮肤触及它们，或其汁液弄到皮肤上，可能会发生急性皮肤过敏反应，出现疼痛、皮肤黏膜水肿等；茉莉花、水仙、丁香等浓郁香气的花类，易引起准妈妈嗅觉不灵、食欲不振，甚至出现头痛、恶心、呕吐等症状。

◆ 坐立行走，量力而行从细节做起

胎宝宝一天天在长大，准妈妈的负担也越来越重，行动会感到越来越不适应。此时准妈妈要特别注意坐立行走姿势，将活动量控制在体力能承受的极限之内，以保证腹中宝宝能安全来到这个世界上。

1. 准妈妈坐下时，动作应缓，不可用力猛然坐下，应先坐在椅边，再慢慢向内移，后背要直靠在椅背上，使髋关节和膝关节成直角，大腿保持水平状态。注意：为避免腹部受屈、受压，准妈妈不宜常坐软沙发，不宜坐得太矮。应坐硬质椅凳或有靠背的椅子。

2. 准妈妈站立时，应两腿平行，双脚稍微分开，重心落在一只脚上，每隔数分钟即将重心更

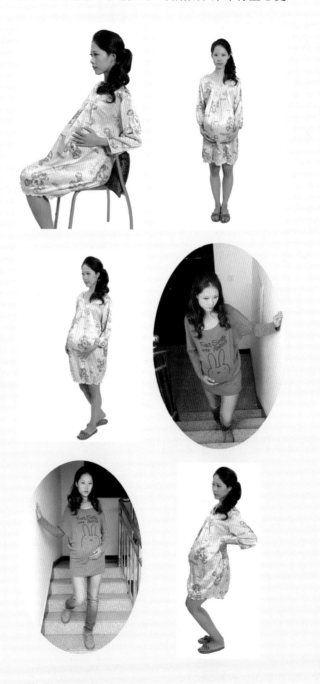

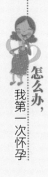
换到另一只脚上。

3. 准妈妈行走时，不要走得太急或用脚尖走路。正确的走法是：后背挺直，臀部绷紧，脚心平稳着地行走。切忌因为怀孕而昂首挺胸凸肚行走，这样不但易疲劳，且视线被隆起的肚子遮挡，易发生意外。

上、下楼梯时，要步步踩实，上楼梯时腰要挺直，脚尖先落地，脚后跟落地时，立即伸直膝关节，使重量移到脚，这时再举起另一只脚，以同样姿势向上踏出，应一步一阶，拾级而上。下楼梯时挺直上身，一步一步平稳缓慢下楼，注意不要踏空。

4. 蹲下时，要先屈膝，背要直，足底平踏地面，也可以手扶物，单膝跪地，然后再起立。动作宜缓，不可猛然蹲下，猛然站起。注意：如无必要，最好少弯腰拾物。

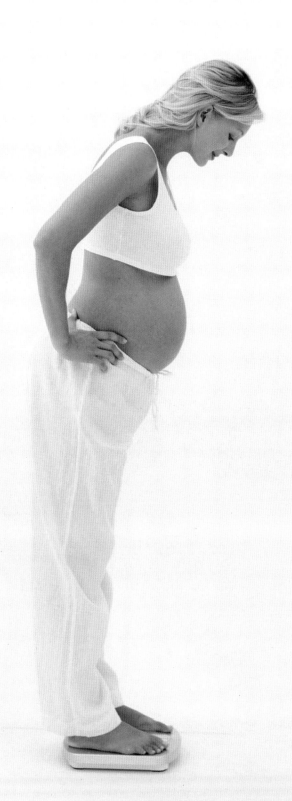

孕の月，胎儿大小像茄子

怀孕至第 6 个月时，胎宝宝已经长成茄子大小，大脑已比较发达，并产生了自我意识，还能很快地对外界刺激做出反应，渐渐形成了胎儿的个性特征与爱、憎、忧、惧、喜、怒等不同情感。而准妈妈身体也在不断变化，胸部增大、腹部隆起，有些准妈妈下肢会出现肿胀。相信勇敢的准妈妈一定能克服这些困难，并能时刻保持心情愉快，避免不良情绪影响到胎儿的成长！

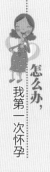
◆ **显而易见：本月准妈妈身体变化**

孕6月准妈妈身体变化参照表	
指标项	身体变化
体 重	22周时身体越来越重，大约每周增加250克。
子 宫	子宫进一步增大，子宫底已高达肚部。
乳 房	乳房越发变大，乳腺功能发达，挤压乳房时会流出一些黏性很强的黄色稀薄乳汁，内衣因此容易被污染。
妊娠反应	在坐下或站起时常有吃力感。
其 他	腰部增粗开始明显，由于子宫增大和加重而使脊椎骨向后仰，身体重心向前移。

◆ **超乎想象：本月胎宝宝发育变化**

孕6月胎宝宝发育参照表	
指标项	身体发育
胎 长	25～28厘米。
胎 重	300～800克。
五 官	胎宝宝眉毛和眼睑清晰可见，已经具有一定的听力。
四 肢	胎宝宝在子宫羊水中游泳并会用脚踢子宫。
器 官	皮肤依然是皱的，红红的，样子像个小老头。肺中的血管形成，呼吸系统正在快速的形成。
胎 动	如果子宫收缩或受到外方压迫，胎宝宝会猛踢子宫壁，把这种信息传递给妈妈。
其 他	这时候胎儿会不断地吞咽羊水。

◆ **抓重点！本月再忙也要做的事**

1. 乳头护理，别忙，还早！——此时就开始做乳头护理，不要临时抱佛脚。

2. 晒太阳可以补钙——一定要做好防晒措施。涂抹防晒霜，外出时候要带遮阳伞和帽子。记住，这个不是娇气，是责任。

3. 怀孕生孩子，女人天生就会——自信很好，但建议参加产前讲座和产前学习，至少买一本比较全面、细致的书很有必要。

4. 为了宝宝，夫妻科学分工，各忙各的——夫妻之间一定要加强沟通，防止各顾各的情况。

5. 性福生活，夫妻要"爱"得有分寸——同房时不要压迫肚子，要采取措施，而且，不可"酣战"。

◆ 本月主打营养素：铁

【释义】铁是人体内一种重要的矿物质，是组成红细胞的重要元素之一。

【作用】妊娠中晚期以后，准妈妈非常容易患缺铁性贫血。缺铁性贫血会影响腹中宝宝的健康生长，甚至可能引起胎儿宫内窘迫、早产等危险。

【用量】每周约 75 克。

【食补】多吃含铁丰富的食物，动物肝脏是首选，像鸡肝、猪肝等，一周吃两三次，每次 25 克左右。其次，动物血、瘦肉也很不错。从这个月开始每天口服 0.3～0.6 克硫酸亚铁。

◆ 别嫌烦！胎宝宝喜欢准妈妈这么做

月初体重：_____
月末体重：_____
月初腰围：_____
月末腰围：_____
血压测定：_____
子宫底高度：_____
超声波检查：_____
血液检查：_____
胎心监测：_____
胎动监测：_____
本月异常：_____
异常处理：_____

你问我答：
准妈妈本月怀孕疑惑

◆ 孕期经常出汗，这种情况正常吗

Q：每次睡觉醒来，都发觉脖子上有汗，这种情况正常吗？

专家在线：

女性怀孕后，肾上腺皮质功能处于亢进状态，血管舒缩功能会不稳定，使皮肤血流量增加，从而发生出汗增多的现象。当然，汗液分泌过量有时也是汗腺疾病的征兆，因此，建议自我感觉出汗有些反常的准妈妈，最好去医院检查一下，看汗腺是否正常。

为了避免妊娠期出汗较多，准妈妈应尽量不吃辛辣的调料，如大蒜、姜、葱、茴香等辛香料，还要少摄入一些会有刺激性的食物，如烤制的或有辣味的猪肉以及羊肉等，这些食物都属于热性食物，会让出汗的情况更加严重。

若准妈妈平时出汗较多，就要多喝点白开水，以补充流失的水分。将新鲜水果做成果汁、水果茶，也是补充水分的不错选择。注意：水果榨汁要现榨现饮，尽量不要放置，还要保持榨汁机的清洁。只有这样，才能既保存了水果中的营养素，

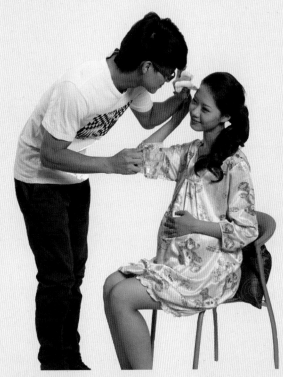

又达到了卫生、安全的要求。

◆ 五天没有排便了，我该怎么办

Q: 孕前我的肠胃消化就不是很好，进入孕6月，便秘的情况变得尤为严重，之前都是隔2～3天排便，如今已是第五天没有排便了，我十分担忧和着急！我该怎么办呢？

专家在线：

孕中晚期，准妈妈的便秘现象可能会加重。这是由于受妊娠时激素的影响，准妈妈的肠蠕动减弱，无法产生正常的排便反射，容易发生便秘。此外，饮食失调，食物过于精细或偏食，食入的粗纤维过少，或饮水太少以及运动量减少，也是导致便秘的最常见原因。假如准妈妈过去有便秘

史，怀孕后便秘通常会加重。

发生便秘后，准妈妈要注意饮食调节，多吃一些润肠通便的食物，如各种粗粮、各类果仁、黑芝麻、香蕉等。每天早晨空腹饮一杯淡的盐开水，或者喝点蜂蜜水，并在固定的时间排便，以刺激肠管蠕动，有助于排便。还应坚持每日做一些轻量活动，如做做孕妇操，轻轻按摩，都能促进肠蠕动，并能增加排便量。

如果采取以上方法仍发生便秘者，应及时就医，在医生指导下进行治疗。

| 一句话提醒 |

准妈妈切记：不要勉强排便。长时间的蹲坐会对腹部和下肢造成压迫，过度用力会使血压急剧升高，心脏负荷加大，伤害心脑血管，还有可能引发急剧宫缩，导致早产。

◆ 发质干枯，如何还我一头乌发

Q: 以前，我的头发油黑发亮，但怀孕后，发质越来越糟，头皮屑、干枯等问题加重，如何才能恢复到以前的发质，还我一头乌发呢？

专家在线：

中医认为，怀孕后发质变差大多是由精血不足、营养不良所致。因此，准妈妈应常吃芝麻、菠菜、核桃等含锌、铁及维生素多的食品，肉类、蛋类、鱼类、豆制品也要适量摄取。

准妈妈要想改善发质，除了加强饮食营

养外，还要注意以下几点：

1．怀孕期间避免烫发、染发，洗发时使用天然洗发液。

2．睡眠对头发的养护也很重要，准妈妈要保证充足的睡眠和休息。

3．常用木梳或牛角梳梳理头发，可促进新陈代谢，使秀发乌黑亮泽。

4．头发的健康与心境有很大的关系。准妈妈要保持好心境，戒躁戒怒。

◆ 大着肚子，如何解决洗发难题

Q: 怀孕后，皮脂腺分泌旺盛，几天不洗头就会又痒又油，但碍于大着肚子又长头发的客观条件，洗头简直就是一件麻烦事！如何才能解决洗发难题呢？

专家在线：

留短发，洗头和护理都方便，可坐在高度刚好可以让膝盖弯成90度的椅子上，头往前倾，慢慢地清洗。长发准妈妈就不适合再弯着腰洗头了，可以拿一个小板凳放在浴缸里坐着洗头，身体既不会浸没在水里又比较轻松，或者坐在有靠背的椅子上，请家人帮忙冲洗。若嫌这样太麻烦，干脆将头发剪短，等生完之后再留长好了。

若准妈妈动手洗发困难，准爸爸应主动帮忙，这对准爸爸来说是举手之劳，却不仅解决了孕妇洗头难的问题，还能让洗头过程充满爱意，是交流感情的好机会。

|一句话提醒|

准妈妈每隔3～5天洗一次头即可，洗

的太勤反而对头发不好。还要注意：洗完头后不要用吹风机吹干，而要用毛巾尽量擦干头发。

◆ 怕没营养又怕胖，职场准妈妈如何吃

Q: 我现在每天都为午餐犯愁，若自己带饭用公司微波炉热，时间长了，感觉不方便；叫外卖吧，又感觉没营养，不干净，怕影响胎宝宝的生长发育，而且一不留神就会让自己胖起来。怎样弥补这一缺憾呢？

专家在线：

很多单位的午餐都会选择外送的盒饭，在菜式的选择上，准妈妈应选择配菜种类较多的套餐，如一份套餐里米饭、鱼、肉、蔬菜都有，这样的套餐营养比较均衡。为了避免引起饭后腹胀，应少吃或不吃难消化和易胀气的食物，如油炸土豆、洋葱、红薯等。如果你吃够了外送的盒饭，那么干脆"鼓动"几个同事一起到外面的餐馆"拼菜"吃，这样可以多点几个菜式，荤素搭配，营养更均衡，而且也更经济实惠。除了多吃鱼、肉、蔬菜，准妈妈还应适当摄入米面等主食。但面汤类食物往往含过多的盐分，不宜全部喝完。记住：每一餐食盐量不可超过3克。

为了补充午餐前后的营养不足，准妈妈可在办公室自备一些零食，如水果、牛奶、坚果等，饿了就吃，不必非要等到午餐时再吃。饭后最好再吃个水果，以补充体内维生素的缺乏。至于饮料，可挑选矿泉水和牛奶，含咖啡因或酒精的饮料对孕期不利，最好不要选择。

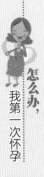

◆ 一辈子一次，孕期拍摄写真宜与忌

Q：进入孕6月，肚子已经很大了，但身体和精神状态都比较好。和老公商量后，决定去拍孕期写真，毕竟怀孕的奇妙时刻，一辈子也就这么一次。但孕期属于特殊时期，有什么需要注意的吗？

专家在线：

孕期写真最好选择在"孕"味十足的孕6～8月。拍照前，一定要征得老公及家人的同意，最好能让老公陪你一起，因为有些套系是可以和老公一起拍"准三口之家照"的。拍摄当天的天气情况也需注意，因为拍孕照一般要露着肚子，如果因为拍照而感冒，就有点儿得不偿失。

为了拍摄出自己想要的形象和风格，准妈妈应多上网或看看杂志，看看别人的孕期照都摆一些什么动作，作一个记录；也可以在拍照过程中，大方地与化妆师和摄影师进行沟通，把自己的想法告诉他们，听取他们的建议。如果家里有比较好看的孕妇装，最好带上一些，穿着自己的衣服拍照比较自然，拍出的感觉比较生活化，另外，准妈妈宜穿着和衣服色调相配的平底鞋。

有一部分准妈妈是计划自己在家或户外拍摄的。在室内拍摄时，准妈妈宜选择温馨的暖色调背景，和可爱的小道具。如果有外景拍摄，则要注意选择空气清新、有阳光的地方。拍摄时一定量力而为，如果体力不支，就不要换太多套衣服，搞得自己很疲倦。拍摄者最好有一定摄影技巧。至于相机，家庭自用的相机只要使用得当，也基本能满足要求。

| 一句话提醒 |

拍照的前一天晚上，不要喝太多水，睡觉不要太晚，以免第二天容易劳累。

饮食参考：
准妈妈怀孕了该怎么吃

◆ 不可或缺，本月准妈妈所需营养素

随着孕龄增长，准妈妈和胎宝宝的营养需求量剧增，为避免发生缺铁性贫血症状，准妈妈要增加对铁的摄入量。

铁是组成红细胞的重要元素之一，它的主要功能是生产血红蛋白，而血红蛋白能把氧气运送给细胞。若红细胞的造血量跟不上血液总量的增加，血液被稀释，就会出现贫血。因此，准妈妈应注意膳食的调配，有意识地吃一些含铁质的食物，如动物肝脏、瘦肉、豆类、绿叶蔬菜、蘑菇、

木耳、黑芝麻、紫菜等。如果准妈妈缺铁比较严重，日常饮食又满足不了对铁的需求，那就有必要在医生指导下，每天口服 0.3 ～ 0.6 克硫酸亚铁来补铁了。

◆ "好孕" 食谱，对妈妈、宝宝都好的饮食

饮食原则

孕 6 月是胎儿快速发育期，准妈妈的饮食以营养丰富、清淡少盐为主要原则。日常应多吃新

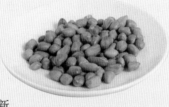

鲜蔬菜、水果等，还应该多吃些瘦肉、猪肝和鸡蛋等含蛋白质多的东西。同时适当增加米饭、馒头等主食，以及鱼、肉类、蛋、奶、豆制品、花生、核桃等副食。

食谱举例

1. 猪肾粥

做法： 将 1 对猪肾洗净，切成细块；100 克粳米洗净，与猪肾一起倒入锅中，加清水适量同煮，待粥熟后，放入洗净的葱花、姜丝搅拌，再放入适量精盐调味即成。

益处： 此粥可强肾健骨，解除疲劳，还有消除疼痛，缓解贫血等作用。

2. 肉丝面条

做法： 将 100 克瘦猪肉洗净，切成肉丝；50 克菠菜择洗干净，切成段，放入开水中焯一下。炒锅内倒油，油热后倒入肉丝，迅速炒散，加入酱油、葱丝、姜丝，翻炒几下，倒入开水，开锅后放适量面条，煮至面熟，放入盐、菠菜段、香油，用筷子在锅内搅一下即可出锅。

益处： 此品有补虚损、厚肠胃、强气力之功效，可以减轻便秘，保持大便通畅。

3. 姜汁蹄花

做法： 将 1000 克猪蹄劈成两半，放入汤锅内煨至软烂后捞出，稍凉后砍成小块，放入盘内；将 50 克生姜、20 克葱洗净，切成碎末，放入小碗内，再放入适量酱油、醋、精盐、香油调匀成汁，浇在盘中猪蹄块上，拌匀即成。

益处： 猪蹄有滋养胃液、促进食欲之功效，姜、葱用量较多，有健胃解毒、杀菌止呕、促进血液循环的作用。此菜营养丰富，但不腻不荤，有益孕妇进食。

4. 牛奶椰汁

做法： 准备椰子 1 个，砂糖 120 克，牛奶 80 毫升。将椰子肉切碎，加入清水 500 毫升，放入果汁机搅成汁，去渣过滤椰子肉备用；椰子汁倒入锅中煮沸，依个人口味加砂糖煮沸，再加入牛奶及椰子肉粒即可。

益处： 本品富含多种营养物质，具有清热祛火、美容养颜的作用。

5. 猪肝凉拌瓜片

做法： 将 200 克黄瓜洗净，切块备用；150 克熟猪肝去筋，切片，放在黄瓜上；50 克香菜洗净去根，切段，撒在肝片上；将酱油、精盐等调料

搅拌均匀浇在黄瓜块和肝片上即成。

益处：此菜含有大量的铁质及维生素，对缺铁性贫血有改善作用，还能增加食欲，美容养颜。

6. 菠菜鸡肝汤

做法：将250克菠菜洗净，切段；70克鸡肝洗净，切块，放入加了姜汁的沸水中略煮，以去除腥味。锅内加适量清水煮沸，放入煮好的鸡肝、姜1片。待汤再煮沸时，放入菠菜同煮。再稍煮一会儿，加盐调味即成。

益处：此汤具有补血益肾、养颜美容的功效，对贫血有很好的疗效。

7. 海带烩鸡柳

做法：将100克海带用水泡开、洗净、切成条；20克红、绿尖椒去籽后切成条，用沸水焯一下；50克鸡胸肉切成条，用适量盐、淀粉调味后，下油锅焯一下，捞起备用。锅内放少许油，放入葱末、姜末炒香，加高汤，放入海带、鸡胸肉、红、绿尖椒烩3分钟，先用盐调味，再用淀粉勾芡即成。

益处：此品有清热利水、祛脂降压的功效，适合肥胖及高血压的准妈妈食用。

8. 冰糖银耳汤

做法：将6克银耳用温水浸泡，待银耳发开后取出，去掉耳根，洗净放入碗中，上笼蒸片刻后取出。将汤锅洗净，加清水适量，置微火上，放入冰糖，待其融化后，再放入4克樱桃脯，大火煮沸，起锅倒入银耳碗中即成。

益处：此汤有滋养心肺、益脾养胃、养颜的功效，且味美鲜润，适合孕中期的准妈妈常食。

饮食宜忌，吃得安心孕育才更放心

宜

1. 本月可多吃含铁丰富的菜、蛋和动物肝脏等，以防止发生缺铁性贫血。

2. 为适应胎宝宝机体及大脑发育生长的需要，可适当增加烹调所用的植物油的量。

忌

1. 生冷食品，如生鱼片、生肉等，容易感染弓形虫等疾病，准妈妈要少食。

2. 热性香料，如小茴香、八角茴香、桂皮、花椒、胡椒、五香粉、辣椒等，容易消耗肠道水分，使胃肠腺体分泌减少，造成肠道干燥、便秘或粪石梗阻，准妈妈不宜多食。

除烦解忧：
准爸爸按摩助你"好孕"

◆ 妊娠贫血——背部、足部按摩方法

很多准妈妈在孕中期有这样的感觉：时不时心悸气喘，蹲久了站起来就头晕目眩，而且比其他人更容易疲劳，面色也较差，这样的情况很可能是妊娠期贫血所致。妊娠期贫血属于高危妊娠范畴，是妊娠期最常见的合并症。如果放任不管，准妈妈就会疲倦、眩晕，还会出现脑力和体力下降的情况，严重时会导致胎盘供氧不足，使胎宝宝宫内发育迟缓或早产。

根据病因的不同，妊娠期贫血可分为以下

三种：

生理性贫血：在怀孕期间，胎宝宝需要从妈妈体内吸收铁元素，母体为了满足胎儿的需要，血容量会增加，由于血浆增加量主要是通过血清成分的增加来实现，远大于红细胞量的增加，这会稀释母体血液，降低血液中的铁元素含量，形成生理性贫血。

缺铁性贫血：孕期女性对铁需要量增加，除满足血容量增加对铁的需要外，尚需贮存相当数量的铁，以避免分娩时、产后失血，加上胎儿发育需要增加铁量，这就要求准妈妈比平时更需要补充铁。如果没有从饮食中增加铁量，很可能导致缺铁性贫血。

叶酸缺乏性贫血：怀孕后，准妈妈对叶酸需求大幅增加，如果没能补充充足的动物性蛋白质和新鲜蔬菜，影响了体内对叶酸的摄入，就容易引发叶酸缺乏性贫血。

背部按摩

先点后面，丈夫先按压大椎穴、三焦俞穴、肾俞穴、会阳穴、长强穴，每穴按揉4秒钟，重复4～5次。力度以有胀痛感为宜。之后，手部为掌，中指置于脊柱上，由下向上推擦8次。

足部按摩

先点后线，丈夫先用大拇指揉按涌泉穴4秒钟，重复3次，力度以酸痛为宜。然后滑动擦摩输尿管反射区和膀胱反射区，每次3秒钟，重复5次。

另外，在日常生活中也可通过以下方式进行防治。

1. 一般情况下，动物性食品中铁的吸收率比较高。因此，准妈妈要多进食含铁质丰富的动物性食品，如猪肾、猪肝、猪血、牛肾、鸡肝、虾子等，同时也要保证黄豆、银耳、黑木耳、海带、荠菜等植物性含铁食物的进食量。

2. 注意摄取营养，多吃新鲜蔬菜和水果。新鲜蔬菜和水果中富含叶酸、维生素C，多食有助于缓解贫血症状，对身体是有利无弊的。

如果准妈妈感觉疲劳、头晕、脸色苍白、指甲变薄易折断、呼吸困难、心悸等血虚症状，就要及时去医院检查血色素，以便及时发现贫血，采取相应措施纠正。

◆ 小腹下坠——背部、足部按摩方法

孕中期，有些准妈妈腹部常有抽痛、麻痛，甚至小腹下坠造成的沉重感。

背部按摩

丈夫手部为掌，中指置于脊柱上，指尖指向臀部，然后由上向下推擦8次。

足部按摩

先按摩涌泉穴约5次，再按顺时针方向按摩足后跟。需要说明的是，随着胎儿渐渐长大，加上足部穴位丰富，所以，丈夫对足部按摩要轻，不要急于求效。本着宁愿多次数，不要加力度的原则进行。

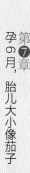

103

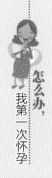
在日常生活中，为避免以上情况的出现，准妈妈睡觉时宜采取左侧卧，以减少对子宫的压迫，这样血液流量就会增加，肚子的紧缩感也会减轻。

◆ 腰酸背痛——头颈部、背部按摩方法

随着妊娠月份的增加，准妈妈的子宫逐渐扩大，腹部膨胀隆起，身体重心前移，为了维持身体前后平衡，有关的肌肉、韧带势必加重负荷及张力，因此肌肉的动作则由自然性转变为有意识性，经常处于这种张力状态下，有的孕妇很容易感到疲乏，从而产生腰酸背痛。

头颈部按摩

准妈妈坐在椅子上，身体放松，准爸爸站在侧后方，一只手放在准妈妈的前额固定头部，另一只手的拇指和中指在风池穴以打圈的方式轻揉。

背部按摩

以手为掌，丈夫自然伸开五指，以掌心和指尖同时着力，以顺时针画大圆的方式按摩背部，由尾骨向上推擦，然后从背中部顺时针画圆而下，一上一下为1次，一回做5次。

另外，在日常生活中也可通过以下方式进行防治。

1. 坐时可以用垫子垫在背部的凹处。
2. 站时要注意姿势并站直。
3. 捡东西时先弯曲膝盖。
4. 在重物面前千万别逞能；
5. 长时间弯腰也是准妈妈忌讳的动作。

轻松怀孕：
明明白白孕后那些事儿

◆ 让胎宝宝在宫内"散散步、做做操"

怀孕6个多月，当准妈妈可以在腹部明显地触摸到胎儿的头、背和肢体时，就可以增加"推动散步"的练习。

方法如下：准妈妈平躺在床上，全身放松，轻轻地来回抚摸、按压、拍打腹部，让胎宝宝在宫内"散散步、做做操"，同时还要柔声与胎儿说话，让他不断接受语言信息，每次坚持5～10分钟，动作要轻柔自然，用力均匀适当，切忌粗暴。经常这样做能增进宝宝出生后和父母的感情，促进健全人格的培养和形成。

| 一句话提醒 |

如果胎宝宝用力来回扭动身体，准妈妈应立即停止推动，胎宝宝就会慢慢地平静下来。

◆ 孕期感冒，面部揉搓调治有良方

大多数的准妈妈在怀孕期间至少都会经历一次感冒的"洗礼"。因为妊娠时抵抗力减弱，身体容易疲劳、有贫血的倾向、营养不均、压力增加，比未怀孕者具备了更多患感冒的条件。若能在平时就常对人体某些穴位或部位进行按摩，可帮助

准妈妈提高抵抗力，预防感冒。

1. 揉搓鼻子。两手合掌，手指交缠，把大拇指置于眉尖的印堂穴上，往下一直推至鼻子两侧的迎香穴。

2. 揉搓迎香穴。用两手的食指按住鼻翼两侧的迎香穴，并且按照顺时针和逆时针的方向各搓摩36次，会有酸胀感向额面放射。

3. 搓摩脸部。先将手掌搓热，然后两个手掌的指尖向上按住额头，再由上往下、沿着鼻子的两侧至下巴做搓摩，直到感觉到脸发热为止。

4. 搓摩两耳。待脸部搓摩发热后，两个手掌的指尖由下巴沿脸颊两侧往上靠拢，到达耳部后用食指和拇指抓住耳垂轻轻往外拉，把耳垂拉红了也没有关系，每回做64次。

◆ 选孕妇奶粉，要多看看多瞧瞧

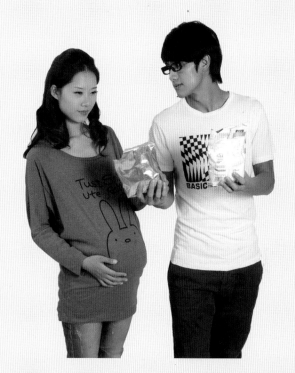

正常情况下，准妈妈只要膳食平衡，营养全面，日常饮食就基本能够满足自身和胎宝宝的生长发育，但现实生活中，很多准妈妈肠胃消化吸收不好，有妊娠合并症或饮食不规律，仅仅依靠饮食营养素的摄入肯定是不够的，尤其是孕期中还坚持在工作岗位的职场准妈妈，平时工作压力大，长期在外就餐，很难做到营养均衡，这时喝一些能满足孕妇和胎儿所需营养特别配制的孕妇奶粉还是有必要的。但目前市场上孕妇产品多多，如何才能挑选到适合自己的那一款呢？

下面我们来介绍一些选购的知识。

先要了解自己的营养状况。准妈妈先对自身的营养状况做一个全面的检查，看是否缺乏某种或某一些微量元素或矿物质，并请医生提出营养建议，然后根据自身情况选用孕妇奶粉。如果缺乏铁、钙等营养元素，可选相应营养素含量比较高的奶粉；如果血脂偏高，则要选择低脂奶粉。

看孕妇对口味的要求。有的孕妇对味道很敏感，酷爱某些口味，或反感某些口味，这些喜欢以口味为导向的准妈妈要注意：有些口感很好的奶粉可能含有比较高的脂肪量，因此，最好折中而从之，选择口味清淡，但是脂肪含量低的孕妇奶粉。

选择大品牌的孕妇奶粉。大品牌一般实力雄厚，各方面的条件比较成熟，也更看重产品的信誉度，因此，产品质量比较可靠，细节工作也会做到位：完整无损，平滑整齐，图案清晰，印刷质量高；清楚地标有商标、生产厂名、生产日期、生产批号、净含量、营养成分表、执行标准、适用对象、食用方法等。

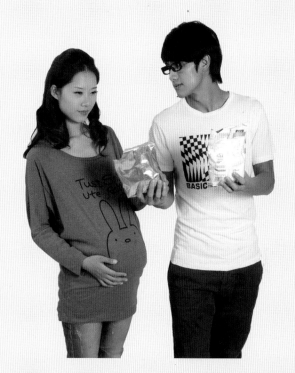

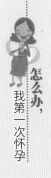
从色泽、气味、味道判断。优质的孕妇奶粉颜色一般为乳白色或乳黄色，颗粒均匀一致，产品中无可见杂质，无结块现象，而且，把奶粉放入杯子用温开水冲调，会闻到奶香味和轻微的植物油味，静置数分钟后，水与奶粉就会溶在一起，没有沉淀。品尝起来无异味，并且甜度适中。

| 一句话提醒 |

孕妇奶粉的营养素比较全面，基本上可以满足孕期的营养需求。因此，从原则上讲，如果喝孕妇奶粉，就不需要额外再补充别的营养素，以免造成营养素摄取过量。

◆ 办公室午睡，"健康充电"有妙方

午睡被称作是一种最佳的"健康充电"方式，它能养脑健脑，振奋精神，更是促进健康的一种良好手段。孕中期，准妈妈渐感身体沉重，劳累易倦，为了不影响胎宝宝发育，更应在午饭后稍过一会儿，躺下舒舒服服地睡个午觉。

如果公司有空闲的小会议室，准妈妈可在里面准备一张折叠的钢丝床，中午感觉累了，将鞋子脱下，抬高双腿，全身放松，躺在床上休息会儿。不用时就收起来藏在桌下，什么都不影响，而且还是你专人专用，用来休息再合适不过。

如果你的座椅靠背可以向后倾倒，那你可以尽量向后靠，使身体放平，戴上不会引人注意的小耳塞，闭上眼睛休息。注意：最好用纸箱或另外一张椅子将双腿垫高，这样就可以避免腿部水肿。如果你的椅子是普通的硬质椅子，那也没关系，可以将几张椅子拼起来，再自备

个褥子铺在上面，然后用靠垫当枕头躺在上面。当然，如果你的办公室里有沙发，那就再好不过了。

午睡这段时间的长短，不要拘泥，应因人而异，因时而异，半小时、一小时，甚至更长都可以，只要准妈妈自己认为休息好了，精力充沛了，这就是标准。

| 一句话提醒 |

千万不要趴在桌子上睡，因为这样会压到胎宝宝。

◆ 巧补维生素，让宝宝更"出色"

有的准妈妈会因为自己皮肤不好，发质枯黄，老公不够英俊等原因，对日后宝宝的相貌有所担忧，生怕宝宝不够漂亮可爱。其实，若这些准妈

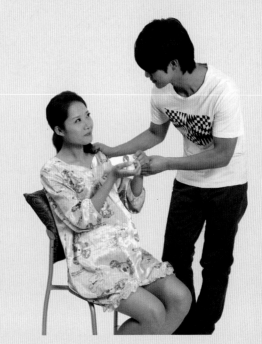

妈能在怀孕期间，有意识地进补维生素，精巧科学地调配饮食，就能扬长避短，摆脱缺憾，让将来的宝宝更漂亮"出色"。

维生素 A

有的父母皮肤粗糙，准妈妈应该多吃一些富含维生素 A 的食物。如动物的肝脏、蛋黄、牛奶、胡萝卜、西红柿以及绿色蔬菜、水果、干果和植物油等，这类食物可以保护皮肤的上皮细胞，使日后宝宝的皮肤细腻有光泽。

维生素 B

有的父母头发不好，准妈妈应该多吃一些富含维生素 B 的食物。如动物肝脏、瘦肉、鸡蛋、紫菜、核桃、芝麻等，这类食物可使日后宝宝的发质不仅浓密、乌黑，而且光泽油亮。

维生素 C

有的父母肤色偏黑，准妈妈应该多吃一些富含维生素 C 的食物。如葡萄、柑桔、菜花、冬瓜、白菜、洋葱、大蒜、苹果等，这类食物对皮肤黑色素的生成有干扰作用，可以减少黑色素的沉淀，从而使日后生下的宝宝皮肤白嫩。其中，尤以苹果为最佳。苹果富含维生素和苹果酸，常吃能增加血色素，不仅能使皮肤变得细白红嫩，更对贫血的孕妇有极好的补益功效，是准妈妈和胎宝宝的首选水果。

怎么办，
我第一次怀孕

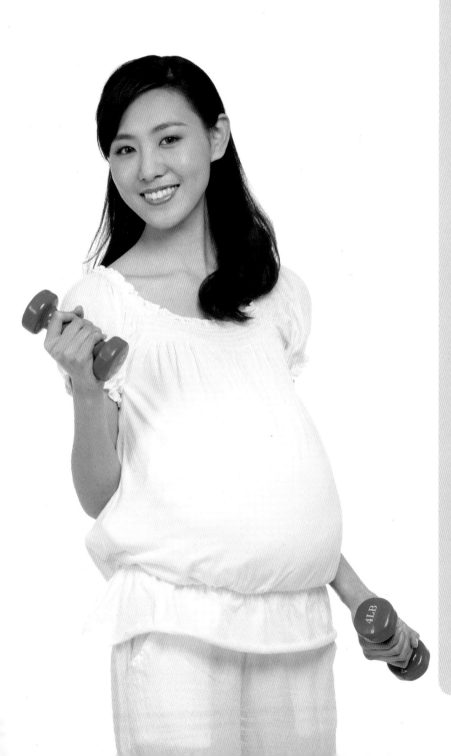

第8章

孕7月，胎儿大小像柚子

孕7月，胎宝宝已经有柚子大小了，大部分内脏器官趋向成熟，有了疼痛感、刺痒感，身体比例更加匀称，已经有点肉肉的感觉了。这一时期，准妈妈的肚子会变得更大，行动也不方便起来，为了保证孩子的健康成长和维护自身健康，准妈妈在起立行走方面应注意。同时，不可活动过度，不可进行性生活，以免发生早产。

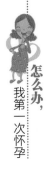

◆ 显而易见：本月准妈妈身体变化

孕7月准妈妈身体变化参照表	
指标项	身体变化
体　重	胎盘增大，体重每周可增加300克。
子　宫	宫底上升到脐上1～2横指，子宫高度为24～26厘米。
乳　房	心脏负担逐渐加重，血压开始升高，心脏跳动次数由原来65～70次/分钟增加至80次/分钟以上。
妊娠反应	有些准妈妈会感到眼睛不适，怕光、发干、发涩。新陈代谢时消耗氧气的量加大，呼吸变得急促。
其　他	肚子上、乳房上出现妊娠纹，从肚脐到下腹部竖向条纹日益明显。胎儿的日渐增大使孕妇心脏负担逐渐加重，血压开始升高，易出现相对性贫血。

◆ 超乎想象：本月胎宝宝发育变化

孕7月胎宝宝发育参照表	
指标项	身体发育
胎　长	28～38厘米。
胎　重	800～1200克。
五　官	满面皱纹酷似沧桑老人，感觉光线的视网膜已经形成。
四　肢	四肢已经相当灵活，可在羊水里自如地"游泳"。
器　官	皮肤皱纹逐渐减少；胎儿感觉光线的视网膜已经形成；有了浅浅的呼吸和很微弱的吸吮力；男孩的阴囊明显，女孩的小阴唇、阴核已清楚地突起。大脑皮质已很发达，开始能分辨妈妈的声音。
胎　动	随着胎儿的长大，子宫内空间越来越小，胎动也在减弱。
其　他	胎位不能完全固定，可能出现胎位不正。胎儿的恒牙牙胚开始发育。

◆ 抓重点！本月再忙也要做的事

1. 称一称，看看自己多重了——对照孕妈咪身体变化表，如果体重在一周超过500克，一月超过了2千克，就应该查查自己的饮食状况了。

2. 懒得动，更懒得去医院了——两周做一次定期检查，别嫌烦。

3. 不会吧，怎么可能——做好早产检查及早产征兆检查。早产是以妊娠在 28 足周后至 37 足周前就终断妊娠为主要表现的疾病。肚子胀硬、肚子剧痛、出血以及分泌物增加或者有味道，都可能是早产。

◆ 本月主打营养素：脑黄金

【释义】DHA、EPA 和脑磷脂、卵磷脂等物质合在一起，被称为"脑黄金"。

"脑黄金"具有双重的重要意义。首先，"脑黄金"能预防早产，防止胎儿发育迟缓，增加胎儿出生时的体重。其次，此时的胎宝宝，神经系统逐渐完善，全身组织尤其是大脑细胞发育速度比孕早期明显加快，而足够"脑黄金"的摄入，能保证婴儿大脑和视网膜的正常发育。

【作用】对胎宝宝来说，作用有二：一是保证婴儿大脑和视网膜的正常发育；二是预防早产，防止胎儿发育迟缓，增加婴儿出生时的体重。

【用量】磷约占人体重的 1%，成人体内含有 600 ~ 900 克的磷，一般不会缺乏，准妈妈可以交替地吃些富含 DHA 类的物质。

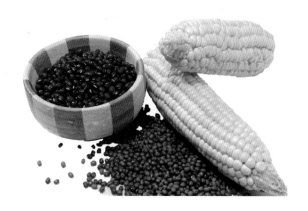

【食补】广泛存在于动、植物食品中，豆类、坚果类、蔬菜、水果中都含有磷；动物性食品如蛋、乳、肉、鱼和禽类中磷含量都比较高；鱼脑中含有丰富的脑磷脂和卵磷脂，是补脑佳品，准妈妈不妨多吃一些鱼。

◆ 别嫌烦！胎宝宝喜欢准妈妈这么做

月初体重：_____

月末体重：_____

月初腰围：_____

月末腰围：_____

血压测定：_____

子宫底高度：_____

超声波检查：_____

血液检查：_____

胎心监测：_____

胎动监测：_____

本月异常：_____

异常处理：_____

你问我答：
准妈妈本月怀孕疑惑

◆ 总感觉胸闷，准妈妈该怎么办

Q: 最近经常会感觉胸闷、气紧，坐着、站着都不行，尤其是去超市人多不通风的地方，或是吹风扇时都会感觉胸闷，这样正常吗？会对胎宝宝造成不良影响吗?

专家在线:

准妈妈胸闷大多是由于逐渐长大的胎宝宝和子宫的重量压迫到腹主动脉,影响静脉血液回流,引起心血输出量不足,致使组织供氧不足所致。准妈妈没必要很慌张,一般情况下,即使氧气量有些不足也不会导致胎宝宝出现异常。但是,如果呼吸困难严重到嘴唇和指尖都发紫,或胸部出现疼痛感的时候,最好去医院接受检查。

为了缓解胸闷,准妈妈要注意以下方面:

深呼吸。深呼吸可以吸入更多的新鲜空气,以供给体内各脏器充足的氧气,改善微循环和脏器的功能。这样,胸闷的情况就会得到一定的缓解。方法如下:把手放在脐部,深吸一口气,吸到不能再吸时,慢慢把手抬起。憋住气,不要呼出,默数1、2、3、4、5,再慢慢地呼出气体。连续做深吸气和深呼气两次,恢复到

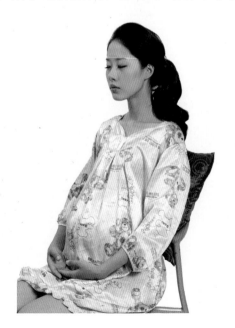

正常地、有节奏地呼吸,2分钟后再重复1次深呼吸。

不穿紧束衣物。过紧的衣服,尤其是内衣,会阻碍血液循环,压迫胸肺部,严重时会导致胸闷。因此,准妈妈衣物应以宽松为主,让身体处在不受束缚的自由状态。

不仰卧睡觉。仰卧时,整个子宫的重量会压迫腹主动脉和下腔静脉,使心、脑等组织器官供血不足,从而产生胸闷症状,尤其是经过一夜的长时间睡觉后,这种情况会更严重。因此,准妈妈最好不要仰卧睡觉。

保持情绪稳定。起伏不定的情绪会导致血压骤升骤降,引起供血、供氧的不平衡,导致胸闷的发生。因此,准妈妈应保持情绪稳定。

◆ 总感觉胀气,准妈妈该怎么办

Q: 最近总觉得胃里胀气,严重时胀得直流口水,可是又不打嗝,又不放屁,气就在里面,难受死了,有没有办法,让这个气出来呢?

专家在线:

怀孕中晚期,子宫占据了大半个腹部,准妈妈的胃部被挤压,肠蠕动变慢,常会产生胀气的情况。此外,若平时大量进补,造成消化不良,或是孕妇因为口味变化,摄取了较多容易产生气体的食物等,也会造成胀气。

通常胀气对胎宝宝没有太大的影响,只是准妈妈在胀气的情况下胃口会比较差,吃不进东西,无法均衡地摄取营养,对胎宝宝的发育有一定影响。这种情况下,准妈妈最好一日多餐,均衡摄取各种营养素,尽量补足因胃容量减小而减少的营养,同时少进食产气较多的食物,如土豆,白

112

薯等。

适当运动能促进肠蠕动，缓解胀气情况。建议准妈妈在饭后半小时至一小时，到外面散步约20～30分钟，可帮助排便和排气。

胀气严重时，还可尝试按摩以舒缓不适。方法如下：饭后 1 小时后，轻轻躺下，呈 45 度半卧姿，从右上腹部开始，按摩到左上腹部，再往左下腹部、右下腹部呈顺时针方向按摩。注意：按摩时力度要柔和，并避开腹部中央的子宫位置。一般子宫都位于腹部中央，有些妈妈因为不了解肠胃位置，会按摩到子宫，如此一来，容易造成子宫收缩。

| 一句话提醒 |

为了减少食物返流到食管下段，准妈妈在吃饭时不要进食过多，以免增加胃的压力。

◆ 消除腿脚浮肿，准妈妈该怎么办

Q: 最近，我的腿肿得像萝卜一样，用手一按，肌肉陷下去，半天起不来；脚部浮肿得像发面馒头，脚脖几乎和小腿一样粗，不知道还会不会再继续肿呢？有什么好的防治办法吗？

专家在线：

这种现象是由于怀孕后内分泌的改变，引起体内水钠潴留，使下肢的血流回流受阻所致，一般在产后即可消除。

为了防治腿脚浮肿，准妈妈不妨参考以下意见去做。

运动防治法

经常在清晨、饭后或睡前外出散步，或按照以下方法进行锻炼，对于腿部浮肿的预防也是很

有效的。

1. 面墙而立，双臂前伸，支撑墙壁。

2. 放松膝盖，双脚缓缓向后移动，尽量使上身与两腿呈 90 度左右。

3. 第二步动作保持 8 个呼吸后，先慢慢抬起头部，感觉一下是否有晕眩的感觉，如果无不适感，可以缓慢向墙的方向跨进一步，使脚部姿势呈弓箭步，转动踝关节，来增加脚部血液循环。

注意事项：

1. 不能在空腹或缺乏水分的情况下进行该项练习。

2. 在这个练习做 10 ～ 15 秒时，就要抬起头来感觉一下是否晕眩。

3. 做好防护工作，地板不能有水，以防准妈妈滑倒。

饮食防治法

1. 冬瓜。冬瓜含有丰富的蛋白质、维生素、钙、磷、铁等矿物质，而且它的钾含量高，钠含量低，是非常好的利水消肿食物。此外，它所含有的丙醇二酸，能抑制糖类转化为脂肪，防止体内脂肪堆积。建议准妈妈经常煮些冬瓜汤，滋补效果非常好。

2. 红豆。红豆具有利尿消肿、清热解毒

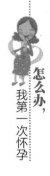

的功效，还能够补血，适合各种类型的水肿。不过红豆不易煮烂，煮之前最好先浸泡几个小时。

3. 鲤鱼。鲤鱼的蛋白质作为营养补充到血液当中，可以提高血浆的胶体渗透压，促进水肿的消退，对孕期水肿、胎动不安有很好的疗效。鲤鱼和红豆一起炖煮，消肿效果会更好。

◆ 防止脚肿恶化，准妈妈该怎么办

Q：妊娠浮肿真的很可怕！以前的鞋子根本就穿不进去，真怕到足月时会走不动路！如何选择鞋子防止脚肿恶化呢？

专家在线：

准妈妈买鞋最宜在下午 3～4 点钟，此时脚部肿胀度最大，依这样的脚型买鞋，才不至于使鞋码偏小。一般而言，圆头且肥度较宽，长度比脚长多出 1 码的鞋最适合孕晚期的准妈妈。如果要穿皮革鞋，最好选择柔软轻薄的牛皮、羊皮鞋。最好不要穿着拖鞋，因为拖鞋的防滑功能差，而且没有包覆住脚部，容易造成重心不稳，易发生危险。

|一句话提醒|

为了增加行走时的安全性，准妈妈除了选择合适的鞋子外，还要想办法保持足底的弓形，如在足弓处垫上 2～3 厘米的棉花垫，来缓冲行走时的震荡，保持身体平衡。

◆ 眼睛干涩，准妈妈该怎么办

Q：怀孕后，我曾戴过几次隐形眼睛，当时眼睛有点不舒服，后来就一直用普通的框架眼镜。但最近，我的眼睛又出现了问题，不管睡眠好不好，总感觉眼睛易疲劳，发酸，发胀，而且眼睛干涩得厉害，工作生活都受到很大影响。如何才能缓解这种症状呢？

专家在线：

眼睛是身体上比较脆弱的器官，尤其是在孕晚期，准妈妈的眼睛水液层分泌不足，泪腺膜量减少，容易造成眼睛干涩、疲劳或视力下降，更需要小心保养。

戴眼镜要有所选择

如果准妈妈的眼睛近视，在怀孕期间最好戴框架眼镜，而不是隐形眼睛。因为隐形眼镜会增加角膜的缺氧程度，加重干涩症状。注意，佩戴框架眼睛的时间也不要过长，最好隔一段时间就摘下一会儿，让眼睛得以休息。

眼药水不能随意用

怀孕期间出现眼睛干涩现象，千万不要盲目认为眼睛发炎了而擅自使用眼药水。因为眼药水中一般都含有氯霉素、金霉素、四环素等化学物质，会对胎宝宝造成潜在的危害。如果眼睛干涩得厉害，可在医生指导下，选用相对比较安全的红霉素类眼药水。

制定眼睛护理方案

1. 避免过度用眼。长时间看电视、看书或上网等，都对眼睛有很大的伤害，准妈妈要杜绝这些现象。

2. 勤做眼保健操、勤眨眼。经常这样做，能促进眼睛分泌泪液，增加眼睛湿润度。

3. 热敷眼睛。每天用热毛巾覆盖双眼 1～2 次，可以扩张血管，增加眼部血液循环，从而保持眼部湿润，避免眼睛干涩。

4. 以食护眼。平时多食胡萝卜、西红柿、红枣以及黄绿色蔬菜等富含维生素A和维生素C的食物，对眼睛干涩有很好的防治效果。

◆ 体重过速增长，准妈妈该怎么办

Q：怀孕后，秉承着"一人吃，两人补"的理念，一直没断过各种补养品，以至于才怀孕7个月，就从孕前的96斤长到129斤。今天刚去医院体检，医生说我体重增加过快，已经超出了标准体重。我想咨询一下，体重增加过快对胎儿有什么影响？如何才能控制体重过快增长？

专家在线：

孕中晚期，由于胎宝宝的成长和羊水的增多，准妈妈的体重得以迅速增长。但如果体重增长过快，使得准妈妈过度肥胖，子宫、产道和骨盆里脂肪的堆积使得子宫的收缩性和分娩性下降，会造成分娩的时间变长和分娩困难，难产的几率也就比较高，而且，细胞之间和血液里的水分含量增加会给心脏和肾脏造成压力，很容易出现妊娠中毒症、高血压和糖尿病等合并症。

要想控制体重过快增长，准妈妈可从以下方面做起：

改变饮食习惯

尽可能以清淡的饮食为主，少吃或不吃油炸食品、猪肉、动物油等含脂肪多、易引起肥胖的食物，增加苹果、香蕉、芹菜、菠菜、海带等水果、蔬菜的进食。这些瓜果蔬菜中含有多种维生素、纤维素，既能缓解或消除便秘现象，又减少体内吸收的热量和脂肪；此外，还要注意细嚼慢咽，因为吃得快则容易吃的多，花时间细嚼慢咽才是正确的饮食方法。

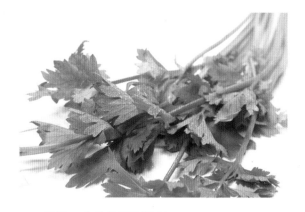

补品、营养品不可滥用

怀孕后，猛吃补品、营养品的做法不可取。因为不顾后果随心所欲地吃，很容易导致身体脂肪的堆积，甚至造成分娩困难。例如，临产前，进补高丽参、洋参等参类，具有强心、兴奋作用，而鱿鱼体内含有丰富的不饱含脂肪酸EPA（二十五碳五烯酸），它能抑制血小板凝集，不利于术后止血与创口愈合。

改掉晚餐后吃宵夜的习惯

早、晚餐是营养的主要来源，从健康角度来说，讲究"早餐要吃好，晚餐要吃少"。如果吃完晚餐还吃宵夜，变成脂肪堆积起来的可能性更大。因此，准妈妈在睡前最好不吃东西。即使很难戒掉睡前饮食的习惯，至少也要在睡前一小时内不吃东西。

适当活动身体

在身体状态允许的范围内，经常散步或做一些轻微运动，能使身体里的脂肪热量得到消耗。例如，下面这两种运动方式，经常练习的话，有助于下半身的锻炼，提高脂肪燃烧率。

1. 托盘训练。手上端一个空盘子，一只脚向前慢慢跨出一步，两膝稍稍弯曲，重心放到前脚上，

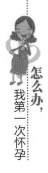

停顿 5 秒钟后,身体重心慢慢向后移,前脚由脚掌踩地变为足尖点地,同时逐渐将重心移到后脚,再将前脚收回,换另一只脚做。每天做两遍。

2. 提臀锻炼。 手抓住固定的物体,双脚前后打开,脸朝正前方,以右脚为基轴,左膝稍稍弯曲(左膝在右膝的后面),呼气时抬起左脚脚跟,吸气时慢慢放下,反复运动,做 8 次左右,然后换一只脚做。每天做两遍。

| 一句话提醒 |

家人不要用"太胖"来刺激准妈妈,要给准妈妈无微不至的关心和爱护,多为其考虑,多表白自己的爱心,以使其心情平和。

◆ 控制饮食,"糖妈妈"饮食怎么办

Q: 我被确诊为妊娠糖尿病,最近几个月的饭量很大,而且几天就能吃掉一大袋零食。我很害怕血糖高会遗传给腹中的宝宝,所以饭也不敢多吃,零食更不用说了。但吃得少,又怕影响宝宝发育,不知该怎么办?

专家在线:

据了解,造成妊娠期糖尿病高发的原因,除了遗传因素外,与孕妇进食过多高糖分食物和高能量食物有直接关系。摄取过多的糖分会导致代谢功能异常,使血糖值升高,而且血糖值一旦升高,就很可能趋向于长时间内不降反升的态势。因此,妊娠糖尿病患者一定要注意饮食控制,既要吃得好,又要降血糖。

下面为大家推荐的八大经典食谱,是经过科学验证的有效食谱,它既能补充营养又能降低血糖,希望能够解决准妈妈心中的烦恼。

经典食谱一

早餐:豆腐脑 250 克、杂粮馒头 50 克、水煮鸡蛋一个 50 克

早点:苏打饼干 25 克

午餐:盐水河虾 100 克、木耳炒白菜 190 克、虾皮冬瓜汤 100 克、荞麦面条 100 克

午点:黄瓜汁 150 克

晚餐:青椒肉丝 130 克、丝瓜鸡蛋汤 100 克、芹菜拌海米 110 克、二米饭(稻米和小米)100 克

晚点:牛奶 220 克

备注:色拉油 25 克、盐 4 克

经典食谱二

早餐:牛奶 220 克、蒸鸡蛋羹 50 克、杂粮馒头 50 克

早点:咸切片面包 50 克

午餐:炒苋菜 150 克、冬瓜肉片汤 125 克、莴笋炒肉片 125 克、二米饭 100 克

午点:黄瓜 150 克

晚餐:红烧豆腐 50 克、清蒸鱼 100 克、蔬菜水饺 200 克

晚点:西红柿 150 克

备注:色拉油 25 克、盐 4 克

经典食谱三

早餐:煮鸡蛋 50 克、小米粥 50 克、牛奶 220 克

早点:豆腐脑 250 克

午餐:拌黄瓜 80 克、炒绿豆芽 200 克、二米饭 100 克、蒸扁鱼 100 克、虾皮菜秧榨菜汤 150 克

午点:梨 100 克

晚餐:青椒肉丝 130 克、芹菜炒肉 130 克、二

米饭 100 克、三丝紫菜汤 110 克

晚点：西红柿 150 克

备注：色拉油 25 克、盐 4 克

经典食谱四

早餐：煮鸡蛋 50 克、牛奶 220 克、麦麸面包 60 克

早点：花卷 30 克

午餐：米饭 100 克、黑木耳烩豆腐 70 克、萝卜丝汤 150 克、青豆虾仁 70 克

午点：橙子 150 克

晚餐：鲜蘑清汤 90 克、二米饭 100 克、蒸扁鱼 100 克、炒苋菜 150 克

晚点：牛奶 220 克

备注：色拉油 40 克、盐 4 克

经典食谱五

早餐：煮鸡蛋 50 克、豆浆 200 克、麦麸面包 50 克

早点：柚子 150 克

午餐：二米饭 100 克、丝瓜鸡蛋汤 100 克、白斩鸡 50 克、苦瓜炒肉丝 125 克

午点：小花卷 30 克、西红柿 150 克

晚餐：二米饭 100 克、小白菜汤 120 克、凉

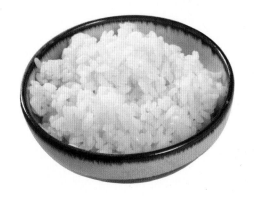

拌海带 100 克、洋葱炒鳝丝 150 克

晚点：牛奶 220 克

备注：色拉油 25 克、盐 4 克

经典食谱六

早餐：煮鸡蛋 50 克、牛奶 220 克、燕麦片粥 50 克

早点：桃子 100 克

午餐：韭菜炒肉 180 克、二米饭 100 克、鲫鱼豆腐汤 180 克

午点：黄瓜 150 克

晚餐：米饭 100 克、冬瓜汤 100 克、盐水鸭 50 克

晚点：牛奶 220 克

备注：色拉油 25 克、盐 4 克

经典食谱七

早餐：煮鸡蛋 50 克、豆浆 200 克、煮玉米棒 100 克

早点：咸切片面包 25 克、西红柿 150 克

午餐：盐水河虾 100 克、二米饭 100 克、小白菜豆腐汤 150 克、蒜泥空心菜 150 克

午点：猕猴桃 150 克

晚餐：炝莴笋 150 克、红烧青鱼 100 克、萝卜丝汤 175 克、荞麦面条 100 克

晚点：牛奶 200 克

备注：色拉油 25 克、盐 4 克

经典食谱八

早餐：煮鸡蛋 50 克、花卷 50 克、拌黄瓜 80 克

早点：咸切片面包 50 克

午餐：清蒸鲈鱼 100 克、二米饭 100 克、冬瓜汤 110 克、菜花炒胡萝卜 150 克

午点：桃子 150 克

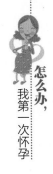

晚餐:煎饼50克、炒青菜150克、芹菜拌虾仁130克、烧鳝段80克、荞麦粥50克

晚点:牛奶220克

备注:色拉油25克、盐4克

| 健康小常识 |

糖尿病人出现头晕、饥饿、乏力、心悸、出汗、脉快等症状,即为低血糖反应。此时应立即进食糖果、饼干或50%葡萄糖20～40毫升,这样可使病情在10～15分钟内得以缓解。需要提醒的是,请勿使用巧克力或冰淇淋来治疗低血糖,原因是巧克力或冰淇淋含大量脂肪质,延缓糖分吸收。

饮食参考:
准妈妈怀孕了该怎么吃

◆ 不可或缺,本月准妈妈所需营养素

孕7月,胎儿大脑细胞发育速度明显加快,准妈妈要加强营养,多吃一些补脑食品,增加DHA、EPA的摄入量,为胎宝宝的大脑发育提供能量。

DHA是构成细胞及细胞膜的主要成分,它能够增强大脑传递信息的能力,是大脑发育、成长的重要物质之一。DHA还有利于提高胎儿视网膜光感细胞的成熟度,促进视力发育,使宝宝的眼睛更明亮。EPA能够促进体内饱和脂肪酸的代谢,增进血液循环,降低血液黏稠度,预防

心血管疾病。准妈妈同时补充DHA和EPA,有促进发育,健脑益智的作用,还可有效减少早产的发生。

深海鱼类和贝类的脂肪中含有大量的DHA和EPA,且容易被身体吸收,准妈妈可以适当吃一些金枪鱼、鲑鱼、三文鱼等深海鱼。如果担心海鱼受污染严重,可以选择其他补充方式,富含DHA和EPA的食物还有核桃、松子、葵花子、杏仁、榛子、花生等坚果类食品。此外,市面上出售的孕妇奶粉、鱼油和海藻胶囊等都含有DHA和EPA,且配比更科学,服用更方便,准妈妈可在医生指导下服用。

| 一句话提醒 |

一般含DHA的食物都含EPA,满足DHA摄入量(每日至少为200毫克)的同时,就能摄入充足的EPA。

◆ "好孕"食谱,对妈妈、宝宝都好的饮食

饮食原则

为了使胎宝宝的大脑发育迅速,准妈妈要注意钙、锌、碘、维生素D等营养素的补充,多吃动物肝脏、糙米、小米、高粱、黄豆、核桃、花生、牛奶、海藻类和鱼贝类等食物,同时,准妈妈也要增加蛋白质的摄入量,这样做好处多多:禽类、鱼类蛋白质中含有丰富的蛋氨酸和牛磺酸,可以调节血压的高低;大豆中的蛋白质能降低胆固醇,保护心脏和血管,保证胎宝宝的健康发育。注意:妊高症准妈妈必须控制蛋白质摄入量,以减轻肾脏负担。

食谱举例

1. 黄豆糙米南瓜粥

做法：将 100 克糙米、50 克黄豆洗净，用水浸泡 1～2 小时；120 克南瓜洗净，去皮，切块备用。锅内加入适量水，倒入黄豆，用中火煮至黄豆变软，再将糙米和南瓜加入锅中，用大火煮开，然后转小火慢慢煮至软糯即成。

益处：此粥含有丰富的蛋白质、膳食纤维、大豆异黄酮等，不但可以改善便秘，还有降低胆固醇、防止血管老化等作用。

2. 白干炒菠菜

做法：将 500 克菠菜择洗干净，切成 5 厘米长的段；两块白豆腐干洗净，切成小片。炒锅置旺火上，放入花生油烧热，先将豆腐干倒入略煸，再放菠菜煸至深绿色时，加入精盐，翻炒几下，盛入盘内即成。

益处：此菜富含钙、铁、蛋白质、维生素等多种营养素，有补血、助消化、通便的功效，适合妊娠晚期准妈妈食用。

3. 柠檬鸭汤

做法：将两个鲜柠檬洗净，切薄片；1 只光鸭去除内脏，切除鸭尾。将光鸭放入开水锅中煮 5～10 分钟，取出洗净。锅内加适量清水烧开，放入姜片、老鸭，大火煲滚后，改用小火煲两小时，将柠檬片放入，再煲约 30 分钟，放入盐、白糖调味即可。

益处：此菜可健脾开胃，经常食用可以防治心血管疾病，还能安胎止腻，美白肌肤。

4. 红枣养血茶

做法：将 10 枚红枣洗净加水适量，煎煮至红枣熟烂，再将 5 克茶叶用沸水冲泡五分钟，将茶汁倒入枣汤内搅匀即成。

益处：此茶可补中益气、养血安神，每日一剂不拘时温服，能帮助准妈妈增强肌力及免疫力。

5. 菊花猪肝汤

做法：将 80 克猪肝洗净后切片；5 克嫩姜切丝；6 克杭白菊洗净。坐锅点火，锅内放入清水，先将杭白菊放入锅内煮片刻，再放入猪肝和嫩姜同煮，沸腾后，大火再煮 20 分钟即可。

益处：怀孕期间基础代谢率较高，容易生内热，本汤具有清热解毒之效，最适合内热较重者食用。

6. 炸枇杷豆腐

做法：将两根葱、5 片嫩姜洗净，切末；50 克芹菜洗净，带叶放入滚水中，加 1 小匙盐快速余烫一下，捞出，沥干备用；将 150 克豆腐去边皮，放入碗中压成泥，加入葱、姜末，打入 1 个鸡蛋搅拌均匀，用汤匙挖成椭圆形如枇杷。待油锅烧热，投入做好的枇杷豆腐快速酥炸一次，立即捞出，沥干油分，盛入盘中，即可。

益处：此品有保暖及排汗的功效，还可改善贫血和便秘，适合身体寒凉、便秘、贫血的准妈妈食用。

7. 芝麻核桃汤

做法：将 250 克黑芝麻拣去杂质，晒干，入锅炒熟，与 250 克核桃仁同研为细末，加入 50 克白砂糖拌匀，煮汤即成。

益处：此汤可滋补肝肾，益智安神，还可增强准妈妈的抵抗力，预防感冒。

◆ 饮食宜忌，吃得安心孕育才更放心

宜

多摄入新鲜的蔬菜水果、坚果类，以及深海鱼

等，补充DNA；多摄入粗纤维食物，防止妊娠便秘。

忌

1. 为了防止腿脚部浮肿现象加重，准妈妈应将每日摄盐量控制在6克左右，酱油不超过10毫升。同时不吃腌肉和腌菜，也不吃苏打制作的食物。

2. 法式炸薯条、薯片或其他含有化学物质丙烯酰胺的食物。研究人员指出，因为胎儿和新生儿特别容易受到丙烯酰胺——一种可能致癌的化学物的危害，能够对神经造成损害的丙烯酰胺很容易透过血、脑屏障，进入他们幼嫩的大脑，造成危害。因此，准妈妈禁食薯条、薯片等快餐食品。

指和无名指的指腹，以向上推的方式按压太阳穴；二是采取类似手法，从妻子下巴尖抚摸到耳朵根。推擦的量均为每次持续4秒钟，连续3次。

背部按摩

找一个稍稍高一点的座位，不能让妻子陷坐在沙发，双手握拳，在脊柱两侧轻轻敲打，可以刺激跟糖尿病紧密相关的肾脏区。要说明的是，丈夫一般手重，要注意把握力度。

足部按摩

足部按摩，丈夫可以在妻子泡脚之后，采取揉搓脚心的方式，让脚心发热即可。此外，从脚踝开始，拍打小腿左右两侧，也能起到不错的养生效果。

除烦解忧：
准爸爸按摩助你"好孕"

◆ 妊娠糖尿病——面部、背部、足部按摩方法

临床观察表明，按摩对糖尿病有一定的治疗作用。通过按摩手法循经取穴，在患者体表特定部位和穴位上施加刺激，通过经络的传导，能够增强心脏功能，扩张冠状动脉，增加血流量，促进血氧和营养物质的吸收，使心脏得到充分的营养，防止血管栓塞，预防和延缓糖尿病并发症的发生。

面部按摩

丈夫做好两推：一是推穴位，即用食指、中

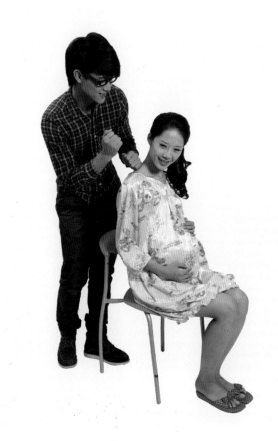

日常防治法

1. 糖尿病孕妇最合适的体重增加量为 6 ~ 8 千克。为了防止控制饮食产生饥饿感，可将全日食物量分为 4 ~ 6 次吃，少食多餐，多食蔬菜等富含纤维素的食品，临睡前视情况可进餐 1 次。

2. 补充水果最好是在两餐之间，并应尽量选择含糖量低的水果，或以蔬菜代替，如西红柿、黄瓜等，千万不要无限量吃西瓜等高糖分水果。

3. 严密监测自己的血压、肝肾心功能、视网膜病变及胎儿健康情况；密切监测胎儿大小及有无畸形，定期查胎心及胎动。

4. 学会自行检验。患者出现头晕、恶心及心慌时，要区别是低血糖还是高血糖，是吃糖还是不吃糖，此时用尿糖试纸检查尿液，便可对症治疗。还可用酮体粉检查尿酮体。

◆ 妊娠高血压——头面部、足部按摩方法

孕前血压正常的女性，也有可能出现妊娠高血压。妊娠高血压起先仅仅是血压的上升而已，但是随着周数增加，血压逐渐上升，也会出现蛋白尿。如果尿中流失的蛋白质太多，超过食物中的摄取量，孕妇便会出现血中蛋白含量不足的症状，最明显的就是全身水肿，供应胎儿养分的子宫血流量也会明显减少，使胎儿生长受限，羊水也会减少。这种合并妊娠性高血压、蛋白尿及全身水肿的情况，被称作"先兆子痫"。

下列情形的准妈妈，要特别注意预防妊娠期高血压：

1. 准妈妈的年龄太小（小于 20 岁）或太大（大于 37 岁）。

2. 双胎或多胎妊娠、胎位不正、胎儿畸形、前置胎盘等。

3. 有慢性高血压、糖尿病和妊娠期高血压病史。

4. 肥胖、营养失调或生活条件差。

5. 过去患有心脏或血管相关疾病。

若已患上妊娠期高血压疾病，准妈妈也不必过于担心，只要定期做产前检查，及早治疗，好好休息，多半可以得到控制并好转。

头面部按摩

先采取干洗脸法，具体方法是：两手互相搓几下，感觉发热即可，然后闭上眼睛，双手自下而上、由轻到重反复揉搓，直到面部发热为止，每天至少"洗"两次，每次 3 ~ 5 分钟。

之后，双手中指放在百会穴位置，轻轻按压，再按摩攒竹穴，每个穴位各 4 秒钟，各重复 3 次。

足部按摩

先用大拇指点揉涌泉穴，力度稍重，以酸痛为宜。再用拇指和食指按压脑下垂体反射区，穴位与反射区每次按压各 3 秒钟，重复 8 次。

另外，在日常生活中也可通过以下方式进行防治。

1. 多吃新鲜水果和蔬菜，少食动物性脂肪，忌吃咸菜、咸蛋等盐分高的食品，忌用辛辣调料。

2. 适当减少盐的摄入量，水肿明显者，每日盐的摄取量要在 2 ~ 4 克之间。

3. 适当补充钙元素也有利于稳定血压。

| 一句话提醒 |

准妈妈要定期检查血压，如收缩压在 131 ~ 139 毫米汞柱，舒张压 81 ~ 89 毫米汞柱，

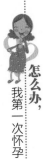
就要怀疑妊高症的可能，需及时就医检查。

◆ 妊娠低血压——头面部、足部按摩方法

妊娠中后期，有些准妈妈会突然感觉头晕或晕厥，这种情况除了要考虑贫血的因素，还要注意是否患有"仰卧位低血压综合症"。孕前血压就偏低的准妈妈尤其要提高警惕。

"仰卧位低血压综合症"可表现为血压降低（血压80/50毫米汞柱左右）、脉率加快、面色苍白、头晕、恶心、胸闷、出冷汗等。此病除了威胁准妈妈的健康，还会严重影响胎宝宝，使其因母体血压低而缺氧，造成早产、或出生后易发生窒息、缺氧性脑病等。

头面部按摩

先采取干洗脸法，之后双手中指放在百会穴位置，轻轻按压4秒钟，重复3次，再把食指、中指和无名指聚拢后，用指甲轻轻敲打承泣穴，各30秒钟。

足部按摩

丈夫先用大拇指轻轻按压涌泉穴3次，每次4秒钟。然后采取滑动搓摩的形式，沿着涌泉穴到膀胱反射区方向按摩输尿管反射区，重复9次。

另外，在日常生活中也可通过以下方式进行防治。

1. 准妈妈应从孕7个月开始，每天仰卧10分钟左右，再测定其血压，看血压是否降低。这样就可以及时发现病症。

2. 每天的食盐摄入量应控制在6克之内。

3. 多吃莲子、大枣、桑葚等养心益血、健脾

补脑的果品，少吃冬瓜、西瓜、芹菜、洋葱、苦瓜等降压的食品。

| 一句话提醒 |

当出现头痛、头晕等低血压症状时，准妈妈最好移换一下身体的重心，或把头放到膝盖之间静坐一会儿。

轻松怀孕：
明明白白孕后那些事儿

◆ 别贪凉，夏季吃冷饮应节制

怀孕期间，准妈妈的鼻、咽、气管等呼吸道黏膜往往充血并有水肿，如果贪食冷饮，充血的血管突然收缩，血流减少，可致局部抵抗力降低，使潜伏在咽喉、气管、鼻腔、口腔里的细菌与病毒乘虚而入，引起咽喉痛哑、咳嗽、头痛等，严重时还能引起上呼吸道感染或诱发扁桃体炎等。

贪食冷饮还能使准妈妈本就功能脆弱的胃肠血管突然收缩，胃液分泌减少，消化功能下降，从而引起食欲不振、消化不良、腹泻，甚至引起胃部痉挛，出现剧烈腹痛等现象，因此，孕妇吃冷饮一定要有节制。

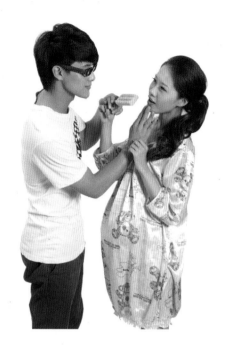

研究发现，腹中胎儿对冷的刺激也很敏感，当孕期喝冷水或吃冷饮时，胎儿会在子宫内躁动不安，胎动会变得频繁。

◆ 第24～28周，筛查妊娠糖尿病

妊娠糖尿病是指女性在怀孕期间患上的糖尿病，患者在分娩后，可继续有糖尿病，也有可能恢复正常。如果患上妊娠期糖尿病，则有可能产生巨型儿或障碍儿，而且产后引发合并症的可能性也很高。

科学家们发现，女性怀孕后，胎盘会产生多种供胎儿发育生长的激素，这些激素对胎儿的健康成长非常重要，但却可以阻断母亲体内的胰岛素作用，因此引发糖尿病。妊娠第24～28周是

这些激素的高峰时期，也是妊娠糖尿病的常发时间，因此，在孕期第24～28周时，所有准妈妈，特别是有下列情形的孕妇，应去医院做个"糖尿病筛查"。

1. 有糖尿病家族史者，或曾有不明原因的流产、早产、死胎、畸胎、巨大儿分娩史者。

2. 孕妇年龄超过30岁者。

3. 肥胖（实际体重在标准体重的120%以上或体重指数大于或等于25）。

4. 本次妊娠期间，尿糖阳性或有症状。

5. 本次妊娠合并羊水过多、巨大儿、胎儿畸形。

下面将妊娠糖尿病筛查细节列出，以供准妈妈事前参考：

1. 检查前3天正常进食，不需要节食，饮食宜选择高蛋白、低脂肪、粗纤维的食物，不能吃糖果、巧克力、蛋糕等高糖食品，水果也要吃含糖量少的，做检查的前一天晚上更要注意，以免影响检查结果。

2. 检查当天空腹到医院，遵医嘱将50克葡萄糖溶于200毫升水中，在5分钟之内全部喝完，1小时后抽血查血糖。如果血糖浓度≥7.8毫摩尔／升，则进一步做75克耐糖试验以最后确诊。

3. 被怀疑患有妊娠糖尿病的准妈妈，需要在怀孕30周后再进行一次糖耐量检查。凡糖耐量试验有两项超过正常值者，就可以诊断为妊娠期糖尿病。

◆ 语言胎教，跟宝宝"说说话"

医学研究发现，胎宝宝的意识萌芽大约发生在怀孕第7～8个月的时候，此时胎宝宝的脑神

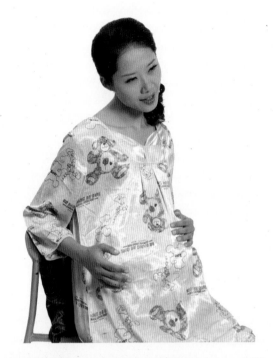

听到后，不仅能够做出一定的反应，还能在脑子里形成记忆呢，这时若再放点优美的音乐，让轻柔悦耳的音乐充满所处的空间就更好了！

准爸爸也要积极参与语言胎教，将"甜言蜜语"毫不吝啬地倾注于胎宝宝。美国的优生学家认为，比起准妈妈的高频声音，准爸爸的重低音更容易传到子宫内的羊水中，引起胎宝宝的积极反应，这也许是因为男性特有的低沉、宽厚、粗犷的声音更适合胎儿的听觉功能。

| 一句话提醒 |

准妈妈感到不安或疲倦时不宜进行对话胎教。因为胎宝宝对妈妈的心情变化很敏感，如果妈妈的心情不平静时，不管对他说多好的话，他也会感受到妈妈的不安。

◆ 图像开发，教胎宝宝"学绘画"

胎宝宝7个月时候记忆能力已经很强了，这时可加强对其识物和绘画方面的训练。

教胎宝宝识物时，最好以卡片上描绘的图形为基础，将其视觉化后，用形象的语言传递给胎宝宝，这样可以把学习内容与生活紧密地联系起来，有利于形成记忆。例如学习正方形时，准妈妈可找出身边真正是正方形的实物来进行讲解。"和卡片上的图形一样的东西哪里有啊？"先提出问题，然后寻找答案。"有了，我们家的坐垫和桌子都是正方形的。"这时就可以把这些东西一个个拿在手里，一边将"这是正方形"，一边向胎宝宝描述自己手里的东西，用这种方法进行胎教会引起胎宝宝极大的兴趣。

教胎宝宝绘画时，准妈妈可将感想和相关愉

经已经发育到几乎与新生儿相当的水平，一旦捕捉到外界的讯息，就会通过神经管将它传达到身体的各个部位。此时，胎宝宝脑外层的脑皮质也很发达，具有思考、感受、认识物品的可能。准妈妈可想象着腹中宝宝欢快迷人的脸庞和体态，积极地对宝宝说"甜言蜜语"，将语言胎教进入实质性的对话阶段。

语言胎教前，准妈妈应先观察胎宝宝的蠕动，以确定胎宝宝是否醒着。当胎宝宝醒着时，准妈妈将周围发生的事或自然现象，对事物的感想或事物的颜色，一一作为对话胎教的内容告诉胎宝宝。例如，早晨起来的时候，可以对宝宝说一声："早上好"，打开窗帘，推开窗户，呼吸着清新的空气，告诉他"宝宝，今天的天气真不错！"，并将自己看到的东西的模样、颜色、大小描述给胎儿，说完之后轻轻地抚摸肚子表示称赞。胎宝宝

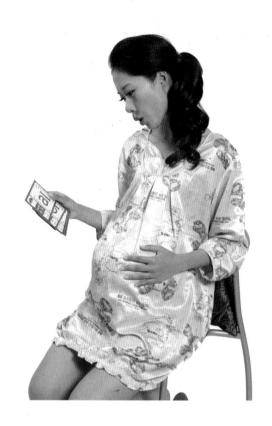

其绘制出来。注意：不要画油画，因为用于油画的颜料中含铅、镉和钡等对人体有害的物质，虽然在画画的过程中，呼吸这些物质不会对胎儿造成直接影响，但是如果通过皮肤吸收到体内，就会给自身和胎儿带来隐形健康隐患。

◆ 联想胎教，想象让宝宝更美、更帅

有研究表明，如果准妈妈经常想象小宝宝的形象，则宝宝出生后的模样与这种设想的在某种程度上将会较为相似。

为了使未来的宝宝更接近自己所希望的孩子形象，准妈妈应仔细观察你们夫妻双方以及双方父母的相貌特点，取其长处进行综合，在头脑中形成一个清晰的印象，并反复进行描绘。对于全面综合起来的具体形象，以"就是这样一个宝宝"的坚定信念在心底默默地呼唤，使之与腹内的胎宝宝同化。久而久之，你所希望的将潜移默化地变成胎教，为胎宝宝所接受，越长越像你想象中的胎宝宝。

快的往事讲给胎宝宝。比如画大海，可以将海里的鱼、海浪等描绘给胎宝宝，或将在大海中游泳的感觉等说给胎宝宝听，虽然听不懂当时妈妈具体看了什么，做了什么，但他可以感受到妈妈此时的感觉和心情。

除了从普通的事物中发现美，准妈妈还可用蓝天、白云或是孩子漂亮的面庞等作为绘画素材，将这种不平凡的美表现出来。甚至可以对着从医院带回来的 B 超图片，用蜡笔颜料或彩色铅笔将

| 一句话提醒 |

还有 3 个月宝宝就要出世，也该考虑给宝宝起名字的事了。起名字的时候应避开发音困难和奇特的字眼，还要考虑叫起来感觉好不好，是不是常见，最好能想出既创新又容易发音的名字。

怎么办，
....
我第一次怀孕

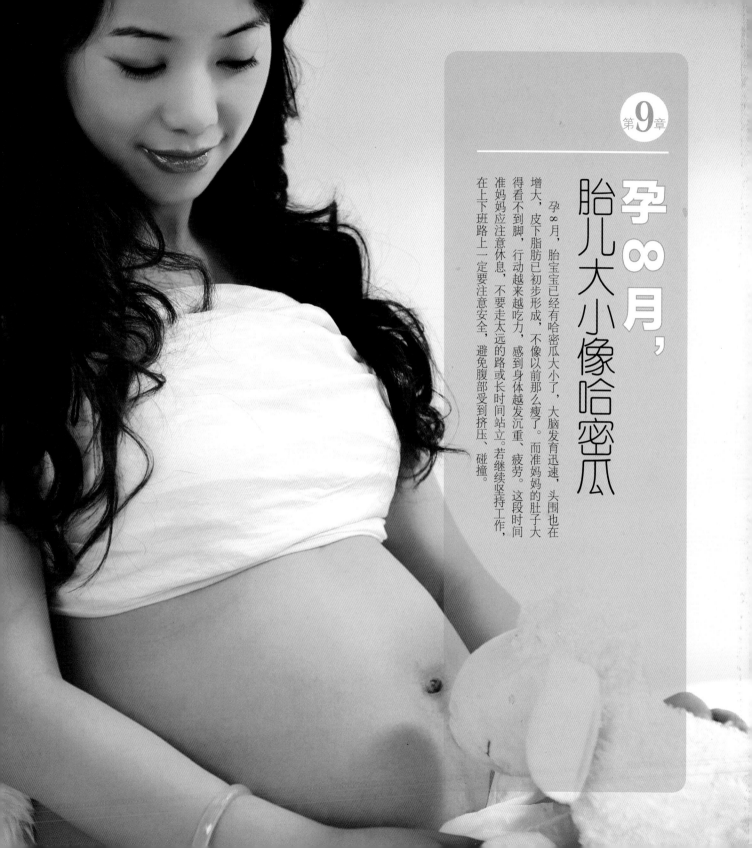

第9章

孕8月，胎儿大小像哈密瓜

孕8月，胎宝宝已经有哈密瓜大小了，大脑发育迅速，头围也在增大，皮下脂肪已初步形成，不像以前那么瘦了。而准妈妈的肚子大得看不到脚，行动越来越吃力，感到身体越发沉重、疲劳。这段时间准妈妈应注意休息，不要走太远的路或长时间站立。若继续坚持工作，在上下班路上一定要注意安全，避免腹部受到挤压、碰撞。

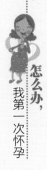

◆ 显而易见: **本月准妈妈身体变化**

孕8月准妈妈身体变化参照表	
指标项	身体变化
体 重	这个月体重增加了1300～1800克,每周增加约500克。
子 宫	随着子宫的增大,子宫底已上开到了横隔膜处,腹部、肠、胃、膀胱受到轻度压迫,常感到胃口不适,有尿频的感觉,排尿次数也增多了。
乳 房	乳房高高隆起,乳房皮肤淡红色的花纹增多,乳头周围颜色也更深。
妊娠反应	"妊娠纹"明显增多,下腹、外阴部的颜色日渐加深;瘙痒明显;常感觉胸口上不来气,甚至需要耸肩来协助呼吸;身体变得沉重,懒得活动。
其 他	骨盆、关节、韧带均出现松弛,阴道分泌物增多。有的孕妇耳朵、口周、额头等处的皮肤有褐斑或雀斑。

◆ 超乎想象: **本月胎宝宝发育变化**

孕8月胎宝宝发育参照表	
指标项	身体发育
胎 长	约44厘米。
胎 重	1500～2000克。
五 官	眼睛时开时闭,能辨认和跟踪光源。听觉神经已经发育完成,对声音开始有所反应。胎儿已经长出一头的胎发。
四 肢	手指甲更加清晰,开始完成更加符合比例的发育。
器 官	胎儿皮肤由暗红变浅红色;大脑皮层表面开始出现一些特有的沟回,脑组织发育迅速;肺和胃肠功能已接近成熟。男孩睾丸从肾脏附近的腹腔,沿腹沟向阴囊下降,女孩的阴蒂已突现出来,但并未被小阴唇所覆盖。
胎 动	胎动次数减少,动作减弱。
其 他	对外界刺激反应也更为明显。

◆ **抓重点! 本月再忙也要做的事**

1. 取个完美的名字真不容易——期待宝宝的来临,有些迫不及待,还是转移一下注意力吧,先想想宝宝叫个什么名字好呢？别觉得难熬，留给你思考的时间已经不多了。

2. 找家信誉不错的正规医院接生——你做好准备了吗？一般住院的时间在 5 天左右，要准备哪些衣物呢？列个清单，现在就开始购买或者制作，带全了，免得需要的时候手足无措。

3. 孕期的不适要妥善解决——静脉瘤、妊娠中毒症你赶上什么了？光忍也不行，一定要妥善处理。

◆ 本月主打营养素：碳水化合物

【释义】碳水化合物亦称糖类化合物，是自然界存在最多、分布最广的一类重要的有机化合物，主要由碳、氢、氧所组成。葡萄糖、蔗糖、淀粉和纤维素等都属于糖类化合物。

【作用】孕 8 月，若碳水化合物摄入不足，将造成蛋白质缺乏或酮症酸中毒，因为胎儿开始在肝脏和皮下储存糖原及脂肪，自然需要有满足身体热量需求的碳水化合物。

【用量】一般来说，准妈妈每天平均需要进食400 克左右的谷类食品。

【食补】增加如大米、面粉等主粮的摄入，此外，要增加一些如小米、玉米、燕麦片等粗粮。

◆ 别嫌烦！胎宝宝喜欢准妈妈这么做

月初体重：＿＿＿＿＿＿＿＿＿＿＿＿

月末体重：＿＿＿＿＿＿＿＿＿＿＿＿

月初腰围：＿＿＿＿＿＿＿＿＿＿＿＿

月末腰围：＿＿＿＿＿＿＿＿＿＿＿＿

血压测定：＿＿＿＿＿＿＿＿＿＿＿＿

子宫底高度：＿＿＿＿＿＿＿＿＿＿＿

超声波检查：＿＿＿＿＿＿＿＿＿＿＿

血液检查：＿＿＿＿＿＿＿＿＿＿＿＿

胎心监测：＿＿＿＿＿＿＿＿＿＿＿＿

胎动监测：＿＿＿＿＿＿＿＿＿＿＿＿

本月异常：＿＿＿＿＿＿＿＿＿＿＿＿

异常处理：＿＿＿＿＿＿＿＿＿＿＿＿

你问我答：
准妈妈本月怀孕疑惑

◆ 胎位不正，臀位如何才能变头位

Q: 最近一次做 B 超后，医生告诉我胎位不正，胎儿呈臀位，也就是通常所说的"坐胎"，这使原本打算自然分娩的我不免紧张起来。请问臀位如何才能变成头位呢？

专家在线：

正常的胎位应该是胎头俯曲，枕骨在前，分娩时头部最先进入骨盆，医学上称之为"头先露"，这种胎位在分娩时一般比较顺利。其余胎位，如臀位、横位、枕横位、枕后位，均属异常胎位，会给分娩带来程度不同的困难和危险。

一般而言，在怀孕 8 个月之前，胎位不正是颇为常见的现象，准妈妈们无须过于担心。随着孕周的增加，多数胎位不正的胎儿会自动转位成胎头在下的产位。如果孕 33 周后仍为胎位不正者，就应采取适当措施进行纠正，这对难产的预防有着重要的意义。

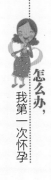
具体方法如下：准妈妈排尿后，松开腰带，俯卧，胸肩贴在床上，双膝稍打开（与肩同宽），头歪向一侧，大腿与床面垂直，与小腿呈直角，双手放在头两侧，形成臀高头低位，以使胎头顶到母体的横隔处，借重心的改变使胎儿由臀位或横位转变为头位。每天做2次，每次10～15分钟，一周后进行复查。

还有一种方法：当孕妇感到胎儿活动时，可立即平卧于床上，臀部置于床边缘，两下肢自然下垂或立于床侧，将臀部用枕头或书本等垫高20～30厘米，每日平卧两次，每次15～30分钟。这种方法有一定危险性和并发症，最好有医生在场辅助操作。

| 一句话提醒 |

纠正胎位的时间比较自由，可以在早晨起床、饭前、进食后2小时或晚上睡觉前。

还在上班，如何把工作交接好

孕产专家连线

Q: 我还在坚持上班，但已经感到行动非常不方便了，再加上工作性质需要久坐，姿势保持太久，感觉肚子非常不舒服。我是不是该开始休假了？怎样跟老板说才好？

专家在线：

《女职工劳动保护特别规定（草案）》规定，女职工生育享受的产假由90天延长至98天，即14周。

准妈妈可根据自身健康状况，好好计划一下休产假的事。如果自身健康状况很好，可工作到预产期前1～2周；如果身体或工作环境不允许，

那就提前1个月或者更早开始休产假，不过产后休息的时间就会相对短一些。

当准妈妈打算休产假了，应该提前1个月向领导提及。建议你选择在上司工作不忙、心情较好时和他谈。首先感谢他对自己的栽培、照顾和理解，然后再谈具体安排，包括产假期间的工资、各种交接工作的细节等。当和上司谈妥产假事宜后，就要开始准备交接工作了，你要为接手你工作的人展示一下工作流程，然后再分步骤、内容一项项地传授。若跟你交接的人未上岗或有其他工作，可将自己的工作重点及注意事项，遇到问题时找谁及如何解决等一一列表存档，力求清晰简明，一目了然。

| 一句话提醒 |

休假时不要断了与单位的联系，可以偶尔跟上司或同事通通电话，了解单位的新动向，以便再回来上班时能尽快融入。

◆ 产前郁闷，如何调节多变的情绪

Q: 还有2个月就分娩了，整个人都显得很沉闷，忐忑不安，坐也不是，站也不是，有时会突然哭起来，自己也知道，这种多变情绪对腹中胎儿有害处，可就是控制不住自己。如何调节这种多变的情绪呢？

专家在线：

曾有调查发现：准妈妈精神紧张、焦虑和恐惧可诱发早产。因此，准妈妈要吃好，睡好，养足精神，以必胜的信心迎接生产的来临。千万不可多思多虑，尤其不要听别人说分娩如何可怕就紧张焦虑，否则，不良的情绪问题会呈现一种弥

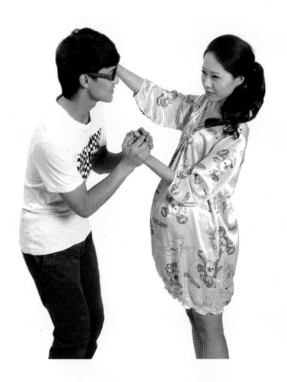

散性、不稳定性的发展态势，可能引起宫缩无力、难产等危险情况。

为了消除不良情绪的影响，准妈妈应尽量转移注意力，投入到自己喜欢的工作或活动中，例如练练书法，听听音乐，找朋友聊聊天，看看画报和相册，想想过去美好的记忆等。准妈妈还可适当参加些分娩课程，了解有关生产的知识，这会让准妈妈踏实些，心情会舒展些。

这里还想特别叮嘱一下准爸爸，为了你们的胎宝宝，你要更加体谅和关心你的爱妻，当她这段时间的临时出气筒，还要经常陪妻子散步、听音乐，使妈妈和宝宝的心理保持在最佳状态。

◆ 打鼾会影响腹中胎宝宝吗

Q：最近的睡眠不太好，经常做一些可怕的噩梦，有时伴有严重的打鼾，这会影响到胎儿吗？

专家在线：

充足的睡眠是保证准妈妈精力充沛、心情舒畅的前提。但遗憾的是，妊娠后期，随着子宫越来越大，准妈妈很难一觉睡到天亮，在黎明时醒来的情况越来越多，有时候还会做一些关于产下男宝宝或女宝宝，水果、动物或果实的十分清晰的梦，偶尔梦见胎儿不舒服或受伤时，还会因为心疼而从梦中惊醒。在多数情况下，这些噩梦都是对即将承担做母亲的重任感到忧虑不安的反应，是正常的。

至于打鼾，准妈妈要注意，因为这是一个讯号，告诉你血压可能正在上升，会危及自己的健康与腹中胎儿的成长。研究证明，孕妇打鼻鼾时，可能出现的呼吸暂停现象，会导致血压上升，阻止血液从胎盘流向胎儿，除孕妇可能会因此有中风或心脏病发的危险之外，也可能导致胎儿缺氧，妨碍发育。

为了防止危害严重的打鼾现象，准妈妈首先要防止身体过度发胖，因为肥胖是引起打鼾的重要原因之一。其次在饮食上，在注意膳食结构合理均衡的基础上，尽量少吃或不吃高脂高糖食物，以免热量过盛引起打鼾。此外，准妈妈睡觉时，尽量不要采取仰卧体位，因为肥厚的喉部肌肉和舌根，很容易后坠而堵住气道引起打鼾。

◆ 孕晚期如何保持美丽形象

孕产专家连线

Q：怀孕后，似乎忘记了什么是美丽，整天素面朝天，邋里邋遢，尤其到了孕晚期，挺着大肚子，做什么事都觉得麻烦，懒得像隔壁那位"俏孕妈"那般收拾自己，其实，对人家羡慕着呢！

专家在线：

要想做个完美准妈妈，漂亮的肌肤自然不可忽略，这就要求多在细节上下功夫。

首先，准妈妈要根据自己的肤质，选择适合自己的洁面乳（以性质温和、不刺激皮肤为宜）。其次，要早、晚各洗一次脸。洗脸时，水不宜太凉，水温最好在34℃左右，这个水温与体温接近，很容易透过细胞膜，溶解皮脂，开放汗腺使废物排出，使面部细腻有光泽。洗脸时，步骤不可马虎，先把洁面乳揉出泡沫来，再用中指和无名指从脸的中部向外侧做螺旋式按摩，这样既可加快皮肤的血液循环，增进皮肤的新陈代谢，又能使皮肤细嫩，预防皮肤老化。清洁完毕，要涂抹紧肤水，给皮肤补充水分及收紧肌肤，再涂上护肤品。

当然，准妈妈还可化点淡妆扮靓自己（次数不宜多）。开始化妆时，要用深色系列的粉底来妆扮，如果脸上有雀斑，可使用遮瑕膏，但不能涂得太厚，否则容易伤到肌肤。上过粉底后，可扑上透明粉来固定，接着画上眼线、眉毛、唇膏即可。最后再刷上一层腮红，使脸色看起来自然红润。

所谓"习惯成自然"，只要养成美容习惯，你便可以美得自自然然、轻轻松松。

| 一句话提醒 |

若有化妆，千万不要贪一时之便，不卸妆就直接洗脸，这样很容易使污垢、油脂和化妆品残留在毛孔内，给皮肤造成隐形伤害。

◆ 乳房瘦小能实现母乳喂养吗

孕产专家连线

Q：都说怀孕的女人乳房会变大，可我的乳房却"风采不减当年"。我一直担心，这么小的乳房，能不能实现母乳喂养，给宝宝供给足够的奶水？

专家在线：

通常女性乳房大小的差别，多是由于乳房中所含脂肪量的不同而造成的，而制造奶水需要的乳腺组织，却是在怀孕期间形成的，不是说乳房丰满，在分娩后分泌的乳汁就比较多，乳房瘦小分泌出的乳汁就比较少，即使乳房比较大，如果乳腺少脂肪多的话，也不能顺利地分泌出乳汁。相反，即使乳房比较小，如果乳腺发达的话，产后也可以正常地分泌乳汁。因此，准妈妈应建立哺喂婴儿的信心，不能因乳房小些就怀疑无奶而放弃母乳喂养。

| 一句话提醒 |

乳房小的准妈妈，如果打算进行母乳喂养，就得用心地护理乳房，经常对其按摩。

◆ 肚子大小能判断胎儿重量吗

孕产专家连线

Q: 我的肚子明显比同孕龄的人大，是不是因为腹中宝宝比别的宝宝大呢？

专家在线：

孕妇肚子的大小，取决于个人腹壁肌肉的厚薄、脂肪的多少、是否双胎妊娠、宫内羊水量的多少等多种因素，而且每个胎儿的成长速度都不相同，不同孕妇肚子的大小也会有差异，因此，肚子的大小不能判断出胎儿的大小和重量。

如果你想知道腹内胎儿的重量，不妨试一试下列的计算方法。

胎儿体重 = 子宫弧度 × 腹围 ×1.076

用此方法求得的胎儿体重，与实际体重的误差在 250 克左右，比预测胎儿体重的其他方法要准确得多。

饮食参考：
准妈妈怀孕了该怎么吃

◆ 不可或缺，本月准妈妈所需营养素

孕 8 月，胎儿身体长得特别快，大脑皮质增殖迅速，大脑、骨骼、血管、肌肉都在此时完全形成，同时胎儿开始在肝脏储存糖原，在皮下储存脂肪，此时若碳水化合物摄入不足，将造成蛋白质缺乏或酮症酸中毒。因此，本月应保证热量的供应，摄入充足的碳水化合物。

为了摄取充足的碳水化合物，准妈妈应增加主粮的摄入，每天平均需要进食 400 克左右的谷类食品，这样才能为胎宝宝成长提供充足养分，也有利于出生后的宝宝拥有强健的身体。为了达到这一目标，准妈妈除了多摄入大米、面粉等主食外，还要增加小米、玉米、燕麦片等粗粮的摄入量。

◆ "好孕"食谱，对妈妈、宝宝都好的饮食

饮食原则

本月准妈妈基础代谢率增至最高峰，也是维持胎儿生命的重要时期，准妈妈常有饥饿的感觉，建议准妈妈在肚子饿的时候就吃点东西，不一定要定时定餐，少吃多餐比较好。这一时期推荐食

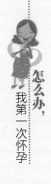

用的食物有：大米、面粉、玉米、花生、芝麻以及有利于胎儿骨骼成长的鸡肉、鱼贝类、糙米等。

食谱举例

1. 黑枣山楂粥

做法：将20克黑枣、100克山楂冲洗干净。在锅中加适量水煮开，放入山楂、黑枣，粳米煮至滚开时稍微搅拌，改中小火熬煮30分钟，加入冰糖煮溶化即可。

益处：此粥可增加胃中的消化酶，消化油腻大餐后堆积在胃中的食物、脂肪，还可以帮助降低血压及胆固醇。

2. 什锦果冻

做法：将苹果、梨洗净，削皮，切成橘瓣状；草莓洗净，切开。锅内放水，放入桂皮、冰糖煮沸后，先将切好的梨放入，10分钟后，再放入苹果、草莓，最后加入玉米粉调出黏度，做好后盛出放入冰箱冷冻3小时即成。

益处：此羹富含维生素，且味道清凉爽口，可平抑准妈妈的烦躁情绪。

3. 红豆鲤鱼汤

做法：将1条鲤鱼（约重500克）去鳞和内脏，洗净；120克赤小豆洗净。鲤鱼入锅，加赤小豆共煮，以烂为度，加适量盐和白糖调味即可。

益处：此汤具有生津润肠、利水通便之效，适合孕晚期便秘的准妈妈服食。

4. 鳝鱼猪蹄汤

做法：将500克黄鳝洗净切开，去骨及内脏，用开水焯一下去除血水、黏液，切片；60克猪蹄筋泡发；150克猪脊骨洗净，切成小段；5颗红枣（去核）洗净，与黄鳝、猪蹄筋、猪脊骨一齐放入锅内，加清水适量，大火煮沸后，小火煲3小时，加少许盐调味即可。

益处：此汤含有丰富的优质蛋白质和必需脂肪酸，能改善缺铁性贫血状况。

5. 牛肉末炒芹菜

做法：将70克牛肉去筋膜、洗净。切碎；将200克芹菜择好、洗净，用开水烫过后切碎，将葱切成葱花；姜洗净切末。把葱、姜煸炒，再下牛肉末和芹菜，用大火快炒，加点酱油和盐，翻炒几下即可。

益处：此菜富含钙、磷、铁，孕妇常食，能防治小腿抽筋。

6. 川芎白芷炖猪脑

做法：将1个猪脑洗净，切成两三块，放入加水的煲锅中，炖约半小时，再将1片生姜、10克川芎、10克白芷放入煲锅内，炖3小时左右，加入盐调味即成。

益处：此炖品有息风镇痛之效，适合头晕眼花、头痛的准妈妈食用。注意：猪脑肥腻不易消化，准妈妈可不吃猪脑，只饮汤汁。

7. 白萝卜炖大排

做法：将1000克猪排剁成小块，放入锅中煮沸，捞出用凉水冲洗干净；500克白萝卜去皮，切条，用沸水焯一下，去生味。将猪排重新放入沸水锅中，放葱、姜、料酒，用中火煮炖90分钟，再将萝卜条放入锅内，炖15分钟至肉烂、萝卜软，加盐调味即成。

益处：此菜有通气活血之功效，对咳嗽咳痰、伤风感冒等症有很好的疗效。

8. 素炒南瓜丝

做法：将500克嫩南瓜洗净，切成约5厘米长的丝，放入精盐两克，拌匀；10克葱白切成同样长的丝；15克豆瓣剁细。锅内倒油，烧至七成热，放入豆瓣爆香，再放入南瓜丝和葱白丝炒匀，之后将 10 克水淀粉、适量精盐和酱油倒入，收汁起锅即成。

益处： 此菜有补中益气、解毒杀虫、消炎止痛等功效，适合糖尿病准妈妈经常食用。

饮食宜忌，吃得安心孕育才更放心

宜：

每天喝一杯牛奶或豆浆，多吃豆制品、海带和紫菜，这些食物中钙的含量也很高，特别是海带和紫菜中还含有丰富的碘，有利于宝宝的发育。

忌：

1. 忌多食味精。味精摄入过多会消耗大量的锌，导致准妈妈体内缺锌。

2. 忌多食柑橘。过量食用柑橘容易引起燥热，使人上火，易发牙周炎、咽喉炎等症。

除烦解忧：
准爸爸按摩助你"好孕"

◆ 静脉瘤——头面部、手部、足部按摩方法

孕中晚期，很多准妈妈的大腿或外阴部会出现淤血斑点，或静脉血管变得十分粗大并向外鼓出，这是妊娠期静脉瘤的特征。这种情况出现的原因是，怀孕期间上半身的静脉血压虽没有变化，但是增大的子宫压迫盆腔的静脉时，下半身的血压就会增高，从而出现静脉瘤。

随着妊娠的进行，站立过久和体重增加都会使静脉瘤越来越严重。静脉瘤严重时，可以使用医用弹力绷带或弹力袜来压迫静脉瘤，阻止血管扩张。出现在外阴部的静脉瘤，可以用局部冷敷或用冷开水坐浴的方式，避免穿过紧的裤子和鞋袜。

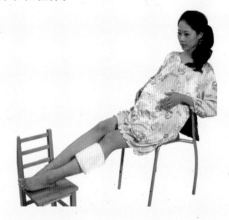

头面部按摩

妻子先干洗脸，然后用掌心揉搓脸颊，之后，丈夫先启动妻子气血的总开关，即用大拇指按压妻子百会穴，然后用大拇指轻轻按压太阳穴，每个穴位各 9 秒钟。

手部按摩

丈夫一只手从妻子手臂下部握住手臂，另一只手以拧干衣服的形式从上往下扭转妻子手臂，重复 5 次即可。

足部按摩

妻子仰卧，脚放置在高处，丈夫用拇指揉 20 次涌泉穴，之后，一只手轻轻握住妻子的脚，一只手从脚踝向膝盖（即朝向心脏）擦摩小腿左右侧和前后侧，每侧 9 次。然后挽另一腿。

另外，在日常生活中也可通过以下方式进行防治。

预防静脉瘤的方法主要有避免腿部受压迫。这就要求准妈妈尽可能避免久站、久坐或盘腿坐，休息时最好使用柔软的垫子把腿垫高。

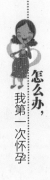

◆ 妊娠中毒症——头面部、背部按摩方法

妊娠中毒症多发于妊娠第 7～8 个月左右，初产妇比经产妇更容易患上此病。这种病征十分危险，无论是对胎儿还是对准妈妈的健康都会造成很大威胁。如果准妈妈患有妊娠中毒症，胎儿就会有发育不良、早产或流产的危险，偶尔可见胎盘在分娩之前与子宫剥离并很快脱离出来的现象，导致这样的胎盘早期剥离的原因中有 40% 以上归因于妊娠中毒症。

头面部按摩

由点到线。丈夫用拇指或中指指腹由印堂穴推至神庭穴，每次持续 5 秒钟，重复 6 次。然后，五指自然张开，手指的指腹稍微使力，从额头推至头发里，每次持续 5 秒钟，重复 6 次。

背部按摩

妻子躬身翘臀，丈夫双手轻握拳头，轻轻敲打尾骨的末端，以增强肾脏机能。每次敲击 25 次。左右敲击两侧记作 1 次。

另外，在日常生活中也可通过以下方式进行防治。

根据孕妇的症状严重程度，妊娠中毒症可分为以下几类：

轻度妊娠中毒症：血压较基础血压略有升高，可有微量尿蛋白或轻度水肿。

防治措施：严密观察水肿、体重、血压和蛋白尿的变化，必要时检查病人眼底，观察眼底小动脉痉挛情况，以便了解妊娠中毒症病情发展。

中度妊娠中毒症：有高血压、尿蛋白、水肿三者中任两者或两者以上。

防治措施：病人应卧床休息，低盐饮食，使用利尿和降压药，病情较严重者，可肌注镇静解痉药，每 6～8 小时肌内注射一次。注意：药物的使用要在医生指导下进行，不能擅自使用，以免发生意外。

重度妊娠中毒症：①先兆子痫：有高血压、水肿、尿蛋白，伴有头痛、眼花、胸闷、恶心、上腹不适或呕吐。②子痫：在先兆子痫基础上有抽搐及昏迷，可有肺水肿、急性心力衰竭、急性肾功能不全、脑血管意外、吸入性肺炎、窒息、胎死宫内等严重并发症

防治措施：病人应绝对卧床休息，在医护人员的严密观察下，根据病情变化及时采取急救措施，以保障孕妇和胎儿的健康。

轻松怀孕：
明明白白孕后那些事儿

◆ 防止早产，不可不知九大早产征象

怀孕满 28 周但不足 37 周的分娩叫早产。此时娩出的新生儿各器官系统尚未发育成熟，抵抗力较差，存活率低，即使成活，也容易感染疾病，如肺部疾病、颅内出血、感染、硬肿症等，其后天的体质、智力等一般情况下都比不上足月儿。

以下几种情况，易导致早产高发：

1. 准妈妈的年龄太小（小于 20 岁）或太大（大于 37 岁）。

2. 准妈妈有自然流产、人工流产史或引产后不足 1 年再次怀孕。

3. 准妈妈子宫异常，如子宫畸形、子宫颈松弛、子宫肌瘤等。

4. 双胎或多胎妊娠、胎位不正、胎儿畸形、前置胎盘等。

5. 妊娠合并急性传染病或某些内、外科疾病，如风疹、急性肝炎、心脏病、妊娠糖尿病、妊娠高血压等。

6. 过度劳累、孕期频繁性生活、过度吸烟酗酒、严重营养不足等生活环境因素。

下面的早产征象"九口诀"，可以帮助大家判断是否早产。如以下九种情况占了三项，即为早产现象，应立即住院就医，在医院里保持安定，使孩子在临近预产期时再出生。

一酸：腰部一阵阵的酸痛、疲倦

二坠：下腹部有明显的下坠感

三分泌：阴道分泌物变多或夹杂红色血迹

四紧：规律性或持续性的腹部紧绷感

五痛：出现规则阵痛，且频率愈来愈高

六动：感觉到胎动突然变多或变少

七拉：腹泻或肠绞痛增加

八红：有明显的出红现象

九破水：有破水的现象

| 一句话提醒 |

为了预防早产带来的担心和忧虑，准妈妈不妨交几个"孕友"，互相交换"情报"。如"我觉得胎宝宝一直都在动，不知道他在里面出了什么问题？""我的分泌物很多，是不是胎宝宝要告诉我什么？""我的脚好肿啊，用什么方法缓解呢"等等，经常和"孕友"交流这些情况，也许会得到一些帮助。

◆ 第 29 周后，每半个月做一次产检

妊娠第 29 周至分娩前为孕晚期阶段。此时期胎儿生长迅速，大脑发育达到高峰，肺部迅速发

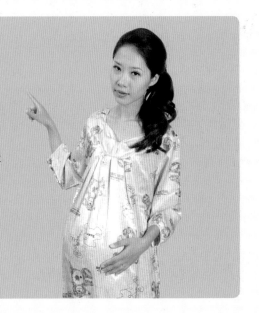

孕晚期例行体检主要项目

1. 体重和血压。
2. 尿液检验，有无尿糖和蛋白。
3. 胎心音检查。
4. 子宫底高度检查。
5. 以触诊方式查看胎宝宝大小（可估略出胎宝宝的体重）和胎位。
6. 手脚有无水肿，腿部有无静脉曲张。

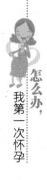

育。准妈妈最好半个月检查一次，以便切实掌握自身和胎宝宝的情况，有效预防早产。

| 专家对你说 |

准妈妈要做好孕期家庭自我监护，发现异常及时到医院就诊。

◆ 陶冶情操，培养多方面生活情趣

去医院进行产检时，医生总是告诫准妈妈要保持身心健康。保持身心健康，就要丰富自己的精神活动。

听音乐、看书、读诗或欣赏美术作品等，有利于准妈妈调节情绪，陶冶情操，增进母子的健康。此外，像剪纸、泥塑、做玩具等需要手不断活动的业余爱好，能使准妈妈把精神集中在手指上，对于平复不安的心情，培养耐心是很有帮助的。准妈妈还可以为胎宝宝编织一些小毛衣、毛裤或小线衣、线袜等宝宝出生后能用到的编织物。实践证明，准妈妈在编织的时候频繁活动手指，神经就会刺激大脑，使大脑思维活跃，这样可以促进胎宝宝大脑发育和手指的精细活动，让胎宝宝"心灵手巧"。

◆ 测量骨盆，怎么知道能不能顺产

自然分娩时，胎宝宝必须经过骨盆，因此，骨盆的大小和形态对分娩的快慢和顺利与否起着至关重要的影响作用。狭小或畸形骨盆均可引起难产，如果经骨盆分娩异常困难，则只能进行剖腹产了。

骨盆的大小，是以各骨之间的距离，即骨

盆径线大小来表示的。目前在骨盆测量中所采用的骨盆径线值，是许多正常骨盆的平均数值。骨盆测量时，首先进行骨盆外测量，如果骨盆外测量各径线或某径线异常，在临产前应进行骨盆内测量。

骨盆外测量

髂棘间径：取伸腿仰卧位，测量两髂前上棘外缘间的距离，正常值为 23 ～ 26 厘米。

髂嵴间径：取伸腿仰卧位，测量两髂嵴外缘最宽的距离，正常值为 25 ～ 28 厘米。

骶耻外径：取左侧卧位，右腿伸直，左腿屈曲，测量第 5 腰椎棘突下至耻骨联合上缘中点的距离，正常值为 18 ～ 20 厘米。

出口横径（坐骨结节间径）：取仰卧位，两腿屈曲，双手抱膝，测量两坐骨结节内缘间的距离，正常值为 8.5 ～ 9.5 厘米。

出口后矢状径：坐骨结节间径中点至骶骨尖端的长度，正常值为 8 ～ 9 厘米。

耻骨弓角度：用两拇指指尖斜着对拢，置于耻骨联合下缘，左右两拇指平放在耻骨降支上面，测量两拇指间的角度，正常值为 90 度，小于 80 度为异常。

骨盆内测量

骨盆入口前后径：正常值为对角径的数值减去 1.5 ～ 2 厘米。

对角径：耻骨联合下缘至骶岬上缘中点的距离，正常值为 12.5 ～ 13 厘米。

坐骨切迹宽度：坐骨棘与骶骨下部间的距离，正常值为能容纳 3 横指（5.5 ～ 6 厘米）。

坐骨棘间径：两坐骨棘间的距离，正常值约为 10 厘米。

◆ 静脉曲张，准妈妈必知的细节

越是妊娠晚期，静脉曲张越厉害，经产妇比初产妇更为常见而且严重。这是因为，妊娠时子宫和卵巢的血容量增加，以致下肢静脉回流受到影响；增大的子宫压迫盆腔内静脉，阻碍下肢静脉的血液回流。此外，如果孕妇久坐久站，势必加重阻碍下肢静脉的血液回流，使静脉曲张更为严重。

静脉曲张虽然不会对准妈妈和胎宝宝的全身循环造成影响，但是它会使准妈妈感到下肢酸痛或肿胀，容易疲倦，小腿隐痛，麻木和乏力。尤其是外阴部的静脉曲张，常伴有阴道和子宫静脉扩张，分娩时胎头经过，容易发生静脉破裂和出血。因此，外阴静脉曲张要及时采取治疗措施，并禁止性交和骑自行车。

为了预防下肢或外阴部静脉曲张，准妈妈要注意以下5个方面：

1. 避免提过重的物品，减少对腿部的压迫。

2. 不要久坐或久站，经常活动双腿，促进血液循环。

3. 休息时将双腿抬高，帮助血液回流至心脏。

4. 睡觉时采取左侧卧位，避免压迫到下肢静脉，并用枕头将腿部垫高。

5. 用弹力绷带缠缚下肢，以防曲张的静脉结节破裂出血。

在饮食方面，准妈妈要多食纤维素含量丰富的食品，如红薯、燕麦片、粗粮、芹菜、海带及各种绿叶蔬菜。适当添加含脂肪酸较多的食物，如杏仁、核桃等各种坚果、腰果仁、瓜子、芝麻等植物种子及脂肪酸含量较多的鱼。吃水果时最好选用水分较多但非寒非热的品种，如雪梨、火龙果、青枣、柚子、橙子等，但食用量不宜过多。

| 一句话提醒 |

静脉曲张严重时，不要用太热的水洗浴。

◆ 光感训练，准妈妈要掌握分寸

胎宝宝的视觉是最晚发育完成的感觉，起初胎宝宝的眼皮一直合在一起，直到妊娠后第27周才会睁开眼睛并开始眨眼，妊娠33周时，胎儿的瞳孔可以收缩和放大，就可以比较模糊地区分出事物的形态，甚至可以辨认和跟踪光源。

随着母体腹壁逐渐变薄，胎宝宝更容易感知外界的光线。视觉稍微发达后，就可以在阳光明媚的天气里，透过妈妈的皮肤看见照进来的朱黄色阳光。因此，准妈妈应加强对胎宝宝光感的训练，以促进胎宝宝视觉功能及脑的健康发育。

具体方法如下：在早晨起床前与晚上的某段固定时间，当胎宝宝处于觉醒（胎动）状态时，用手电筒的微光一闪一灭地照射准妈妈腹部，每天进行一次，每次5～10分钟。注意：进行光照胎教时切忌强光照射，因为突然有强光照射，胎宝宝的心跳频率会急剧加快，1分钟至少增加15次以上，严重影响胎宝宝正常的生理发育。

| 一句话提醒 |

在日常生活中，准妈妈还要对照明情况格外留心。例如，与其在夜幕完全降临后打开室内灯，不如在傍晚时分就有意识地打开居室的照明灯。

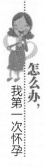

◆ 抚摸胎教，孕晚期注意方法别马虎

怀孕中晚期，随着子宫的日渐增大，胎宝宝的活动范围变小了，胎动次数比原来少了，动作也比原来减弱了，很多准妈妈会感到忐忑不安，甚至有些紧张，大可不必如此，准妈妈仍可通过

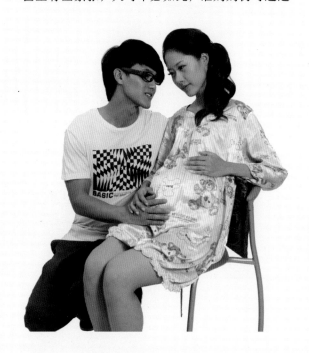

爱抚胎宝宝来缓解心情。

方法如下：采取仰卧或半仰卧姿势，全身放松，呼吸均匀，心平气和，面部成微笑状，双手轻放在腹部，双手从上到下，从左到右，轻柔缓慢地抚摸胎儿，深情地跟他（她）"对话"，心里可想象着你的双手真的爱抚在可爱的小宝宝身上，你会产生一种喜悦的幸福感，相信胎宝宝也能通过感官得到健康的、积极的、乐观的信息，这既是对自己一种极好的放松方式，又为宝宝提供了一种非同寻常的安全感。

为了避免发生意外，准妈妈进行抚摸胎教时，要注意以下几个方面：

1. 抚摸的时间不宜过长，频率不要过高，应该每天做 2 ~ 3 次，每次 5 分钟左右就可以了。

2. 抚摸的时候，如果遇到胎宝宝胎动特别厉害，可能是胎宝宝出现了不适，应该马上停止。如果准妈妈腹部出现一阵阵变硬的情况，说明出现了不正常的宫缩了，就不要再做抚摸胎教，以免引起早产。

3. 抚摸及触压胎宝宝存在的部位时，一定要动作轻柔，不要过度用力。

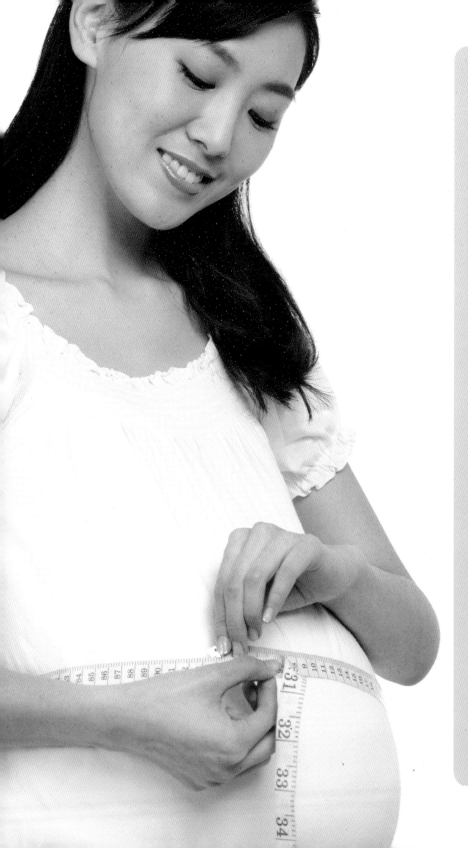

孕9月，胎儿大小像南瓜

进入孕9月，胎宝宝已经有南瓜大小了，准妈妈的肚子也更加凸出，行动会更加笨拙，一不留意便会引起腰外伤。不规则的宫缩此时也时常发生，准妈妈会觉得肚子偶尔会一阵阵地发硬发紧，甚至渐渐有了一种胎儿就要出生的感觉。准妈妈最好在本月就考虑采取的分娩方式并为之做好准备，这样才不至于到时弄得手忙脚乱。

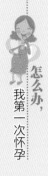
◆ **显而易见：本月准妈妈身体变化**

孕9月准妈妈身体变化参照表	
指标项	身体变化
体　重	体重继续增加，每周增加约250克。
子　宫	假宫缩会经常出现，且频率越来越高。
妊娠反应	尿频现象加重；手脚，腿等都会出现水肿；常感觉喘不过气来，呼吸越发困难。
其　他	由于活动减少，胃肠蠕动也相对减少，易造成便秘，甚至痔疮。

◆ **超乎想象：本月胎宝宝发育变化**

孕9月胎宝宝发育参照表	
指标项	身体发育
胎　长	46~50厘米。
胎　重	2000~2800克。
五　官	35周时，听觉充分发育，细心的准妈妈能体会到胎宝宝对外界声音的喜厌。
四　肢	到了36周，手肘、小脚丫和头部可能会清楚地在你的腹部突现，指甲长到指尖部位。
器　官	胎儿皮下脂肪较为丰富；皮肤呈淡红色，皱纹、毳毛都相对减少；第33周，胎儿的呼吸系统、消化系统已近成熟；到了第36周，两个肾脏已发育完全，肝脏已能够处理一些代谢废物。性器官内脏已发育齐全，男宝宝的睾丸已经降至阴囊中，女孩的大阴唇已隆起，左右紧贴在一起。
胎　动	胎动每12小时在30次左右为正常，如果胎动过少（少于20次预示胎儿可能缺氧，少于10次胎儿有生命危险）应立即就诊。
其　他	第34周时，胎儿身体转为头朝下的姿势，头部已经进入骨盆。

◆ **抓重点！本月再忙也要做的事**

　　1. 肚子尖尖，孩子到底是个什么样？——临产了，对宝宝有太复杂的心理，要想法消除产前不安情绪。

2. 生产都要经历哪些事儿？——预先要了解一下生产的过程，这样，到了产期，心中有数地走个"程序"会轻松很多哦。

3. 不在家的生产准备——如果你是外出务工者，父母亲人都在老家，加上费用的考虑，这之前一定要有人相陪回家。

◆ 本月主打营养素：膳食纤维

【释义】膳食纤维，是一般不易被消化的食物营养素，主要来自于植物的细胞壁，包含纤维素、半纤维素、树脂、果胶及木质素等。

【作用】孕后期，逐渐增大的胎宝宝给准妈妈带来负担，准妈妈很容易发生便秘，并因此引发内外痔。为了缓解便秘带来的痛苦，准妈妈应该注意摄取足够量的膳食纤维，以促进肠道蠕动。

【用量】世界粮农组织建议正常人群摄入量：每人 27 克／日。

【食补】糙米、胚牙精米、玉米、小米、大麦、小麦皮（米糠）和麦粉（黑面包的材料），此外，根菜类和海藻类中，如牛蒡、胡萝卜、四季豆、红豆、豌豆、薯类和裙带菜等，都含有丰富的膳食纤维。

◆ 别嫌烦！胎宝宝喜欢准妈妈这么做

月初体重：＿＿＿＿＿＿＿＿＿＿＿＿

月末体重：＿＿＿＿＿＿＿＿＿＿＿＿

月初腰围：＿＿＿＿＿＿＿＿＿＿＿＿

月末腰围：＿＿＿＿＿＿＿＿＿＿＿＿

血压测定：＿＿＿＿＿＿＿＿＿＿＿＿

子宫底高度：＿＿＿＿＿＿＿＿＿＿

超声波检查：＿＿＿＿＿＿＿＿＿＿

血液检查：＿＿＿＿＿＿＿＿＿＿＿

胎心监测：＿＿＿＿＿＿＿＿＿＿＿

胎动监测：＿＿＿＿＿＿＿＿＿＿＿

本月异常：＿＿＿＿＿＿＿＿＿＿＿

异常处理：＿＿＿＿＿＿＿＿＿＿＿

你问我答：
准妈妈本月怀孕疑惑

◆ 分娩中有哪些需要注意的事情

Q: 还有 1 个月就到预产期了，现在很想知道婴儿出生的整个过程，唯有此，才能知道什么时候该放松产道，什么时候该出力，为宝贝顺利来到人间做好"铺垫"。请为我详细说一说分娩过程是怎样的，以及如何才能与助产人员配合好，达到顺利分娩。

专家在线：

在选择分娩方式前，医院会对产妇做详细的全身检查和产科检查，检查胎位是否正常，估计分娩时胎儿有多大，测量骨盆大小是否正常等。如果一切正常，孕妇在分娩时就可以采取自然分娩的方式，如果有问题，则会建议采取剖腹产。自然分娩的过程通常被分为三个阶

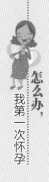
段，即三个产程。

第一产程：宫缩到子宫口打开

这个过程一般会有前后这么几个阶段：开始时，阵痛间歇 10 ～ 15 分钟，宫缩 30 秒，随着产程进展，间歇时间缩短为 3 ～ 5 分钟，宫缩时间延为 50 ～ 60 秒，到宫口开全时，持续宫缩可达 1 分钟以上，间歇 1 ～ 2 分钟。从有规律的宫缩到子宫口完全打开，存在个体差异，经产妇平均需 6 ～ 8 小时，而初产妇平均需 12 ～ 16 小时。此阶段，若胎膜已破而羊水流出，应卧床待产，以防脐带脱垂。躺着的时候不一定非要平躺，可采取自己觉得舒服的姿势。

温馨提醒

第一产程时间比较长，准妈妈睡眠、休息、饮食都会由于阵痛而受到影响，为了确保有足够的精力完成分娩，准妈妈应在每次宫缩间隙尽量进食，食物以半流质或软烂的为主，如鸡蛋挂面、面包、粥等。

这一时期，准妈妈会感觉很痛，甚至会痛得大汗淋漓，同时有疲惫感，宫缩时可作深呼吸、按摩、压迫腹部，以减轻疼痛，宫缩不强时，可以下床在室内慢慢走动或采取蜷缩坐着的姿势，借助重力的作用使子宫和胎儿受到向下的牵引力，反而对分娩更有帮助。

第二产程：子宫颈完全打开到婴儿与母体分开

这个阶段会经历这么几个过程：初产妇平均 1 ～ 2 小时。破水后，宫缩频繁而强烈，胎头下降压迫直肠时，产妇有排便感觉，并不由自主地屏气向下用劲，使胎头继续下降。胎头会经历随着宫缩间歇又缩回去到于宫缩间歇时不再缩回的阶段，最后是胎儿呱呱坠地，新生儿建立了肺呼吸，标志着第二产程的结束。

温馨提醒

这一时期，准妈妈要打消不安和恐惧，积极与医生配合，在医生指导下恰当地用力，使胎儿顺利娩出。若这时不听医生指导，大喊大叫，烦躁不安，消耗体力，反而会造成宫缩无力，延长第二产程。

第三产程：胎儿娩出后到胎盘出来

这个过程一般不超过半小时，若大于半小时，称为胎盘滞留，容易产生出血。随着胎盘完整娩出，标志着第三产程的顺利结束。

温馨提醒

这一时期，宫缩会暂停一会儿又重新开始，胎盘因子宫收缩会从子宫壁剥落移向子宫口，产妇要再次用力，胎盘就会顺利脱出。

| 一句话提醒 |

　　双胞胎的分娩方式因第一胎的情况而定，第一胎为头位，以阴道分娩为主。若不能阴道分娩，可依据双胎剖腹产指征进行剖腹产术。

◆ 顺产果真会导致阴道松弛吗

Q: 听说顺产会使阴道松弛，影响以后的性生活，真的是这样吗？

专家在线：

这种说法多针对反复多次分娩的女性。如今大多数家庭只生一个，对阴道的损伤很小，除非是那些分娩多次的女性，由于阴道的多次反复扩张，才有一定影响。

至于如何应对阴道松弛，我们提倡分娩后多做产后体操，锻炼会阴的肌肉，尤其对提肛肌的锻炼是有好处的。

◆ 顺产也一定会"挨一刀"吗

Q: 我是个坚定的顺产拥护者,如果到时候胎位正,不出意外的话,我想顺产。但我听说,顺产时会阴都被切一刀,这是怎么一回事?如何才能不挨这一刀呢?

专家在线:

通常情况下,会阴只有 2 ~ 3 厘米长,但在分娩时,会阴将会拉伸至 10 厘米长。如果医护人员认为产妇有发生会阴撕裂的可能,就在会阴部做一斜行切口,帮助胎儿配合子宫的收缩慢慢地娩出,再将切口缝合好,这就是会阴侧切。由于分娩时的阵痛会掩盖会阴切开时的疼痛,再加上局部麻醉的作用,准妈妈基本上不会感到疼痛,不必过于惧怕。

有以下几种情况的准妈妈,会阴侧切的可能性比较大。

1. 初产,头位分娩时会阴紧张、会阴体长、组织硬韧或发育不良、炎症、水肿,或遇急症时会阴未能充分扩张,估计胎头娩出时将发生严重撕裂的准妈妈。

2. 初产,胎宝宝头过大,无法顺利通过产道或胎宝宝臀位经阴道分娩的准妈妈。

3. 曾做过会阴切开缝合,或修补后瘢痕大,影响会阴扩展的准妈妈。

4. 患心脏病、高血压等疾病,需要缩短第二产程的准妈妈。

5. 需要用产钳或胎头吸引器助产的准妈妈。

如果准妈妈想避免会阴侧切,就要听从助产人员的指挥,在宫缩到来时深吸一口气憋住,双手抓住产床的两侧,抵住下颌像排便一样用力使劲,当胎头娩出时,就缓缓用力,放慢娩出速度,减少会阴裂伤的发生,速度过快会来不及做好会阴保护。

为了避免会阴侧切,准妈妈可从妊娠 32 周左右起,每天按照以下方法锻炼:

锻炼括约肌

收缩阴道和肛门的肌肉,坚持 8 ~ 10 秒再放松,如此反复,每天 200 次,看电视或睡觉前都可练习,此法不仅能增强肌肉组织的柔韧性和弹性,还能阻止产后盆腔内器官的脱垂和老化。

| 一句话提醒 |

为了让自己不至于糊里糊涂地被切上一刀,准妈妈可事先找医生谈一谈,告诉他你的想法,如果情况允许,能不能不做侧切。

◆ 无痛分娩到底是怎么回事儿

Q: 经常听人说:"既然你那么怕痛,到时最好选择无痛分娩"。我特别想知道,无痛分娩到底是怎么回事?

专家在线:

无痛分娩在医学上称为分娩镇痛,是利用药物麻醉及其他方法使分娩时的疼痛减轻甚至使之消失,又不影响产程进展的一种分娩方式。

通常情况下,我们所说的无痛分娩是指药物性分娩镇痛,包括椎管内阻滞镇痛和笑气镇痛。椎管内阻滞镇痛是指当准妈妈宫口开到 3 ~ 4 厘米时,麻醉医生将低浓度的局部麻醉药注入到准妈妈腰部蛛网膜下腔或硬膜外腔,以达到镇痛效果。这种无痛分娩法是目前各大医院运用最广泛,效

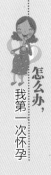
果比较理想的一种。笑气镇痛是利用氧化压氮（一种吸入性麻醉剂）镇痛。吸入混合笑气后，数十秒可产生镇痛作用，停止数分钟后作用消失。这种无痛分娩法在临床应用不太广泛，因为部分产妇可能会出现镇痛不全的情况。

除了药物性分娩镇痛，准妈妈还可通过产前训练、配合子宫收缩时的呼吸等非药物分娩镇痛。

具体方法：每当宫缩时，匀速、平缓地做深呼吸动作，然后在医生指导下，用手掌心以顺时针方向按摩腹部子宫区，或双手从腹中线用手掌向两侧平推（切忌向下直压），也可以用手指或手掌压腰骶部酸胀处，以减轻疼痛感觉。利用中医针灸等方法，也能在不同程度上缓解分娩时的疼痛，这也属于非药物性分娩镇痛。针刺疗法取穴简单，常用的穴为合谷穴、内关穴。如果连接针麻仪，可使效果持续而稳定。

| 一句话提醒 |

无痛分娩也不是没有一点疼痛，只不过是把疼痛降低到你能够忍受的程度。实施无痛分娩也有可能发生后遗症，如低血压，但是发生概率是非常低的。

◆ 剖腹产术前术后必知的细节

Q: 我本身身体质较弱，又非常怕疼，打算选择剖腹产。请为我详细讲一讲剖腹产的具体过程。

专家在线：

虽然自然分娩是最自然的生产方式，对母体和胎儿都有很多好处，但由于种种原因，还是有许多准妈妈选择剖腹产。下面为大家介绍一下剖腹产的细节。

手术前的准备工作

一般手术前 30 分钟，护士会清洗、消毒产妇下体，还会为孕妇经尿道口插入一根导尿管，并接好引流袋，这是为了不使胀大的膀胱在手术中妨碍医生的视野，又可以避免误伤膀胱的现象发生。提醒准妈妈：实施剖腹产前一天晚饭后不要吃东西。手术前 6 ~ 8 小时也不要喝水，以免麻醉后呕吐，引起误吸。

麻醉方式的选择

目前国内经常采用的麻醉方式为硬膜外麻醉：麻醉师通常都会在腰椎第 3 ~ 4 节之间，轻轻插入一根硬膜外管，药物经过管子缓慢释放，准妈妈依然保持清醒状态，但痛觉消失。这种麻醉方式起效快，而且术后可以保留麻醉管，并配以术后镇痛泵，使药物缓慢释放，可以在术后保留 24 小时，有效地缓解了术后的疼痛。

另外，还有其他几种麻醉方式：如腰麻、全身麻醉、联合麻醉（硬膜外麻醉＋腰麻），也可以根据准妈妈和医院的实际情况进行选择。

紧急情况下，医生会进行局部麻醉，缩短等待时间，保证将胎儿迅速娩出。选择麻醉方式，必须征得患者和家属的同意，并且签字认可。

进行手术的过程

手术时，医生会在下腹壁下垂的皱褶处切开一个水平的切口，第二个切口会在子宫壁上，羊膜被打开后，孩子就可以被取出来了。手术时医生会根据胎儿的大小来决定刀口的长短，一般来说 13 厘米左右。从美观的角度出发，现在基本上都会采用水平切口，如果准妈妈不属于瘢痕体质，术后恢复良好，基本上看不出来。

手术后的休养

产后不能立刻下地活动，也不能正常进食，因为手术麻醉的作用会使肠道平滑肌的蠕动减弱，排气后，意味着肠道的消化功能已经恢复，可以正常进食了。这个过程快则6小时，慢则1～2天。情况允许的话，准妈妈最好在床上多翻翻身，以加快排气的进程。

注意：开始进食时，最好食用一些蛋羹、米粥等容易消化的东西，等到肠胃功能完全恢复后，再恢复正常饮食。

术后的恢复

建议准妈妈产后多活动，这样有助于胃肠道系统恢复工作，而且可以预防子宫内产生淤血块。还需注意术后感染问题，其发生率占所有剖腹产的5%～10%，一般服用或注射一些抗生素就可以治愈。

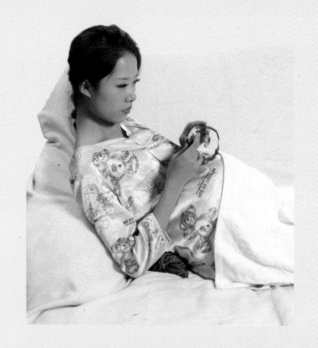

◆ 生孩子大概需要多长时间

Q：生孩子大概需要多长时间？初产妇和经产妇一样吗？

专家在线：

无论是经产妇还是初产妇，分娩一般都与阵痛同时开始，需要多长时间会因人而异。初产妇从有规律性宫缩开始到宫口开全，平均费时约12个小时。经产妇所花的时间平均是8小时，这是因为经产妇在生第一个孩子的时候，产道已经扩大了，阵痛用力所花的时间不到初产妇的一半。有些经产妇阵痛的时间比较短，但是疼痛的强度高，还有一些经产妇阵痛的时间比较长，但痛感会柔和一些。

◆ 布置婴儿房时需注意什么

Q：离宝宝出生的日子不远了，我打算给他收拾出一件婴儿房。请问，怎样才能把婴儿房装饰得很漂亮呢？布置婴儿房时需要注意些什么，才能将安全隐患消灭于无形呢？

专家在线：

在为宝宝布置房间时，为了安全起见，准妈妈最好不要自己动手移动一些大件物品，因为负重太大、用力过猛都可能造成严重的后果。

至于婴儿房，最好选择朝南、保暖、噪音小、通气好的房间，温度以18℃～22℃为宜，湿度应保持在50%左右。为避免宝宝受风感冒以及阳光直射宝宝的眼睛，婴儿床不要放在窗边，周围及上方也不要摆放过多的杂物，以防碰落砸伤宝宝。为了防止电脑、冰箱等家电产生的低频噪音影响

孕6月，胎儿大小像南瓜

第10章

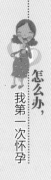

宝宝，婴儿房内最好不要摆放家电。

　　婴儿房的整体色彩宜选用淡雅、柔和又不失活泼的暖色调，如粉色、橘色、淡绿等，尤其是淡绿色，对宝宝的中枢神经系统有良好的镇定作用。为了给宝宝营造宽松舒适的氛围，准妈妈可用充满童趣的简笔画，蓝色情调的星空灯饰等工艺品装饰婴儿房。在装饰细节时，准妈妈可以一边做，一边以聊天的形式向他（她）描述，这种语言上的胎教不仅能舒缓情绪，而且有益于增进母子感情。

饮食参考：
准妈妈怀孕了该怎么吃

◆ 不可或缺，本月准妈妈所需营养素

　　进入孕9月，准妈妈的身体状况、营养需求都出现了较大变化。为了保证胎宝宝的健康发育，准妈妈要增强以下两种维生素的摄入量。

　　维生素E：维生素E可避免胎宝宝发育异常和肌肉萎缩。花生、芝麻、核桃以及香油、豆油等富含维生素E。

　　维生素B_1：维生素B_1能促进碳水化合物、脂肪代谢，为神经组织提供所需能量。准妈妈若维生素B_1不足，易引起呕吐、倦怠、体乏，还可以影响分娩时子宫收缩，使产程延长，分娩困难。动物内脏、蛋、奶等动物性食品含有丰富的维生素B_1，豆类及绿叶蔬菜亦含有一定量。

◆ "好孕"食谱，对妈妈、宝宝都好的饮食

饮食原则

　　孕9月，大多数准妈妈由于各器官负荷加大，血容量增大，血脂水平增高，活动量减少，要限制脂肪和糖类等热量的摄入，增加营养价值高的食物，如动物性食品等，减少营养价值低而体积大的食物土豆、红薯等，同时注意补充水分，控制饮食中盐的摄取量，以减轻水肿造成的不适感。

食谱举例

1. 豆腐皮粥

做法： 将50克豆腐皮漂洗干净，切成碎片；100克粳米淘洗干净，放入锅内，加适量清水熬煮。大火煮沸后，改用文火煮10分钟，再将豆腐皮、冰糖加入锅中，继续煮10分钟即成。

益处： 此粥富含蛋白质，风味独特，香嫩可口，适合孕晚期准妈妈每日食用。

2. 胡萝卜牛腩饭

做法： 将100克牛腩洗净，切块，焯水；50克胡萝卜洗净，切块；50克南瓜洗净，去皮，去瓤，切块。锅中倒入高汤，加入牛腩，烧至八分熟时，下胡萝卜块和南瓜块，烧至南瓜和胡萝卜酥烂，加入适量盐调味。将米饭盛入盘中，浇上做好的胡萝卜牛腩即可。

益处： 此饭富含维生素、磷、铁，适合孕后期缺铁准妈妈食用。

3. 家常鸡块

做法： 将1只白条鸡洗净，剁成约3厘米长、1厘米宽的块，放入开水锅中稍焯一下后捞出，控去水分。将锅置于火上，放少许熟猪油烧热，以

适量葱、姜爆香，再放入鸡块翻炒，用慢火炖1小时，再加适量盐、酱油调味即成。

益处： 此菜含丰富的蛋白质、维生素、钙、磷等矿物质，准妈妈食用后可增进食欲，帮助消化，促进胎儿骨骼生长。

4. 甜椒牛肉丝

做法： 将100克牛肉去筋，洗净，切丝，加入精盐、淀粉拌匀；将50克甜椒、6克嫩姜分别切细丝；取碗一只，放入酱油、鲜汤、淀粉，调成芡汁。炒锅上火，放入植物油，烧至七成热，下牛肉丝炒散，放甜面酱翻炒几下，再放入甜椒丝、姜丝炒出香味，倒入芡汁，最后加入蒜苗段，翻炒均匀即成。

益处： 此菜可促进消化液分泌，增强肠胃蠕动，孕妇常食，防止便秘。

5. 党参猪心汤

做法： 将50克黑豆预先浸泡12小时；15克党参略微冲洗，放入锅内，以中火煮约10分钟；1个猪心洗净，切块，放入沸水中略焯盛起备用；60克冬菇浸软去蒂备用。锅内倒入适量清水，放入猪心煮约10分钟，除去水上的浮油及血沫，然后加入黑豆及适量姜、葱以慢火煮约1小时，放入冬菇、党参，改以中火煮约30分钟即成。

益处： 猪心对于心悸气逆、心虚等有疗效，配以党参煲成汤，更能使血行通顺，补血强心。

6. 菠菜鱼片汤

做法： 将100克净鱼肉切成0.5厘米厚的薄片，加盐、料酒腌30分钟；菠菜择洗干净，切成2.5厘米长的段，用沸水氽一下；两根火腿切末；葱择洗干净，切成小段；姜洗净，切片。锅置火上，放入熟猪油，烧至五成热，下葱段、姜片爆香，放鱼片略煎，加水煮沸，用小火焖20分钟，投入菠菜

段，加盐调味，撒入火腿末，盛入汤碗即成。

益处： 此汤中含有丰富的铁，能令人面色红润，光彩照人，因此被推崇为养颜佳品。

7. 海参笋菇汤

做法： 将50克海参切丁；15克冬笋片、5克水发冬菇切碎。锅中放油，烧至七成热，倒入葱、姜末爆香，加水适量，再捞去葱、姜，然后加入海参、冬菇、冬笋、精盐等，煮沸勾芡，倒入两克熟火腿末，撒上少量胡椒粉即成。

益处： 此汤有补肾、益精、养血的功效，对孕晚期因肾虚引起的遗尿、尿失禁等症有很好的治疗效果。

8. 奶油松瓤卷酥

做法： 将去皮的松子100克洗净，焙干，擀成碎粒，加50克芝麻、50克奶油、100克白糖、4个鸡蛋等和成馅备用；将500克面粉和成面团，再擀成面片。把备好的馅料平铺在面片上，然后对头卷成如意卷形，用刀切成大小均等的块放入烤箱烘烤即可。

益处： 此点心含有丰富的脂肪、碳水化合物，能润滑肠道而通便、缓泻而不伤正气，适合体虚乏力、便秘的准妈妈食用。

◆ 饮食宜忌，吃得安心孕育才更放心

宜

选择海产品时尽量选冰鲜食品，不要选用水发、干制的半加工食品。因为这类食品在加工时常被小作坊式的加工点加入有害物质，准妈妈要特别小心。

忌

1. 贫血准妈妈要少吃西瓜，因为西瓜很容易

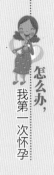

造成脱水。

2．水肿严重的准妈妈少吃快餐食品。因为快餐馆炒出来的菜放盐较多，容易摄入过量的盐分，从而导致原有的水肿进一步加重。

除烦解忧：
准爸爸按摩助你"好孕"

◆ 失眠——头面部、手部、足部按摩方法

孕晚期，很多准妈妈备受失眠困扰，原因无非有三种：增大的肚子压迫到身体里的脏器，容易造成准妈妈呼吸困难和失眠；半夜被饿醒或增大的子宫压迫膀胱，导致小便的次数增多，也会成为失眠的原因；准妈妈在潜意识里对分娩及即将成为人母的事实有许多疑惑或紧张，也会导致失眠会越来越严重。

头面部按摩

颈下垫枕。丈夫洗净双手，端坐于妻子头上方。以双手拇指端着力于头顶百会穴处，持续点压 2-3 分钟，之后从印堂穴至上星穴，依次反复推 2-3 分钟，以妻子感到舒服为宜。

手部按摩

掐按中冲穴、内关穴、神门穴各 4 秒钟，重复 3 次。力度以疼痛为宜。其中，对神门穴的刺激要稍重。

足部按摩

先泡脚，然后丈夫用手心搓妻子左右脚的脚

心，再用拇指轻轻按压涌泉穴，每次按压 5 秒钟，重复 3 次即可，最后捏捏脚腕，转转脚趾，以不感疼痛为度。

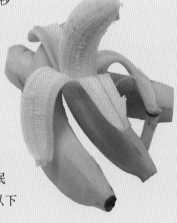

在日常生活中，准妈妈除了保持良好的身心状态，积极寻求并消除失眠原因外，还要注意以下细节：

1．不要在白天睡太多时间，以免影响晚上的睡眠。

2．晚上不要过早躺下睡觉；睡觉之前不要喝太多的水。

3．适当运用睡眠诱导，如聆听催眠音乐，饮一杯热牛奶，或将苹果、香蕉、梨等水果放在枕边，水果香味能促进睡眠。

4．为了在熟睡中不被吵醒，应关掉电话或其他发声的东西。

| 一句话提醒 |

若因恐惧和焦虑不能入睡，就要考虑参加分娩学习班或新父母学习班。

◆ 健忘症——面部、足部按摩方法

怀孕后，很多准妈妈会有这样的经历：东西就放在眼前却到处寻找；拿起电话找一个人，拨通后却忘了要找谁；走进超市打算买点东西，却不记得要买什么；还经常忘记重要的约会。像这

样头脑糊里糊涂和思考能力下降的健忘现象，其实是妊娠后的变化导致的暂时现象，不会永久存在，准妈妈没有必要把它想得很严重，只要稍加注意就会有所好转。

面部按摩

丈夫先用拇指和食指以往上拉的方式，按压准妈妈的攒竹穴 10 秒，之后按摩太阳穴，最后用中指按压人中穴，以上穴位各 10 秒为宜。不可追求疼痛感。

足部按摩

用接近体温的水让妻子泡脚后，丈夫先用大拇指轻轻按压涌泉穴，之后再按压准妈妈大脚趾中央的脑垂体反射区，穴位与反射区各按摩 3 次，每次 4 秒钟。

另外，在日常生活中也可通过以下方式进行防治。

1. 有些准妈妈的健忘症是由于担忧孩子、自己、未来等各种问题造成的。对这些准妈妈来说，只要接受这些事实，告诉自己不要一蹴而就，一切都可以掌控，压力小了，记忆力往往就会恢复。

2. 将重要的事情记录下来，时常翻看，自然就不会忘记。

◆ 尿失禁——头部、足部按摩方法

孕晚期，准妈妈小便次数会变得更频繁，有时在笑、打喷嚏或咳嗽的时候，甚至会出现实在憋不住，尿液"自动"流出来的尴尬，这叫压力性尿失禁，是因为子宫变大压迫了膀胱，使得膀胱不能存储那么多尿液所致。

为了避免尿失禁的尴尬情况出现，建议准妈妈平时随身携带一些卫生护垫，尤其是在夏季，

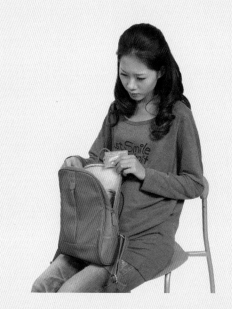

衣着单薄，使用护垫来为尿失禁做补救措施就更有必要了。有规律地收缩肛门的动作，加强骨盆肌肉的锻炼，也可以解决尿失禁的问题。此外，还可通过按摩法解除尴尬。

头部按摩

妻子用热水洗脸，然后丈夫用拇指和食指轻轻捏揉攒竹穴，每次 3 秒钟，重复 4 次。

足部按摩

妻子仰卧，脚放置在高处，丈夫用拇指揉 20 次涌泉穴，之后，一只手轻轻握住妻子的脚，一只手的扭指和食指从两侧踝关节后侧凹陷处推按至脚后跟，每侧 9 次即可。另一条腿类似。

另外，在日常生活中也可通过以下方式进行防治。

1. 孕妇要有正确的排尿习惯，以减少膀胱或泌尿道的感染，千万不可憋尿。

2. 日常生活中尽量避免做一些会增加腹部压力的动作，如不要弯腰捡东西，应该将整个身体蹲下去捡，不要抱小孩，不要提重物。

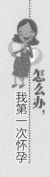

3．如果有慢性咳嗽或过敏问题，应该就医治疗。此外，孕妇也可使用托腹带，以减轻下腹部的负担，避免造成腹压增加。

| 一句话提醒 |

　　若常半夜起来上厕所，为确保安全，最好在床头放置一盏小夜灯，柔和的灯光不会影响睡眠，也避免了夜间开大灯，强烈的灯光会刺到眼睛。

轻松怀孕：
明明白白孕后那些事儿

◆ "早破水"的自查、自防

　　胎膜是胎儿的保护膜，具有很好的韧性，充分发挥着羊水保护胎儿的作用，使胎儿在子宫内活动自如，免受挤压，以及保持宫内恒温，避免早产等。正常情况下，胎膜应在临产、宫口近开全时才自行破裂，这时羊水自阴道流出，随后胎儿娩出。若胎膜在临产前破裂，称为胎膜早破，俗称"早破水"。

　　"早破水"的引发因素包括感染、子宫颈的闭锁不全、羊水过多、胎位不正、外力的压迫和多胞胎妊娠等，也有部分并无明显的原因。

　　当准妈妈发现，阴道有像水一样的液体大量涌出，接着慢慢往外渗，活动以后流量更多的情况，就是羊水破裂的表现，出现这种情况时应立即赶往医院。若无明显感染症状如发热、胎心加速、验血白细胞升高等情况，自然情况下九成会在 24 小时内发生阵痛，高达九成婴儿会在两天内出生。如果破水 12 小时尚未自然临产者，应到医院进行引产，同时给予抗感染药，以预防感染。产程中要注意观察先露部分是否已定，有无胎儿缺氧或感染可能，如发现脐带脱垂、胎儿宫内窘迫，需紧急做剖腹产，结束分娩。

　　怎样防止早破水呢？有以下几点措施可供参考：

　　1．做好孕期保健，定期做产前检查。妊娠 7 ～ 9 个月，每半个月检查 1 次；妊娠 9 个月以上，每周检查 1 次。有特殊情况时应随时检查。

　　2．忌走长路、跑步等剧烈运动，忌手提重物、拿放在高处的东西等，尽量避免弯曲身体，避免做对身体造成负担的家务。

　　3．适当安排好孕期的生活和工作，加强孕期营养，保持心情舒畅。

　　4．孕期减少性生活，尤其在怀孕最后 1 个月应禁止性交，否则易造成早破水，发生感染。

　　5．子宫颈松弛的孕妇应遵医嘱进行宫颈环扎术，于分娩前拆除缝线。

◆ 怀孕 34 周后注重胎心监护

　　怀孕 34 周后，胎心监护是准妈妈产检时必须检查的项目。

　　胎心监测是通过绑在准妈妈身上的两个探头进行的，一个绑在子宫顶端，是压力感受器，其主要作用是了解有无宫缩及宫缩的强度；另一个放置在胎宝宝的胸部或背部，进行胎心的测量、仪器的屏幕上有胎心和宫缩的相应图形显示，准妈妈可以清楚地看到自己宝宝的心跳。

另外还有一个按钮，当准妈妈感受到胎动时可以按压此按钮。

胎心监护每次持续20分钟，如果20分钟内胎动次数超过3次，每次胎动时胎心加速超过15次／分，并且没有太过频繁的宫缩出现，表明胎宝宝很健康。

◆ 骨盆锻炼操，让你分娩更轻松

试验表明，临产前进行适当的锻炼，可以提高肌肉的柔韧性，促进血液循环，增加母亲的血液和胎儿血液的交换，还可以增强腹肌、腰背肌和骨盆底肌的张力，有效地改善盆腔充血，使分娩时肌肉放松，减轻产道的阻力，顺利分娩。

下面这套骨盆锻炼操，准妈妈若能反复练习，将有助于分娩。

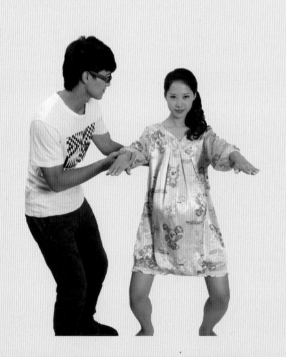

1．双腿打开，下蹲，两手向前着地，支撑着身体（注意：臀部不要着地）。两脚脚尖向外，脚跟离地，背伸直，重心稍向前移。

2．坐在垫子上，双腿张开，两手向后撑地，身体重心稍向前移。腿伸直，尽量大地打开，注意不要压迫腹部。

3．屈膝收回两腿，两脚脚心相对坐在垫子上，两手握住脚踝，两个膝盖尽量下压。

4．站立，两腿分开，双手叉腰，屈膝下蹲10 ~ 15次，动作要慢，以不累为度。

| 一句话提醒 |

运动时，最好穿鞋跟低而平稳的鞋，防止逐渐笨拙的身体不稳而损伤腰部。

◆ 腹式呼吸调治准妈妈气喘

进入孕晚期，随着胎宝宝的快速发育，他（她）所居住的环境变得越来越小，需要的氧气越来越多，而一般人采用的多是胸式呼吸，呼吸浅短，排气量小，因此，准妈妈常常会觉得喘气困难，这种症状到临产月的时候会更严重。为了给胎儿输送新鲜的空气，消除准妈妈的紧张与不适，准妈妈最好学会腹式呼吸。

简单说来，腹式呼吸就是深呼吸，经常练习腹式呼吸，不但对准妈妈有好处，对普通人来说，也是一种很好的养生方法。

具体方法：背后靠一小靠垫，把膝盖伸直，全身放松，双手轻轻放在腹部，以和缓的语气告诉胎儿："宝宝，妈妈给你输送新鲜空气来啦。"想象着自己正舒服地居住在一间宽敞的大房间里，用心去感受自己的心脏与胎儿的心脏正以相同的

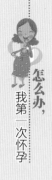

节奏在跳动，然后开始做腹式呼吸，用鼻子吸气，直到肚子膨胀起来，吐气时，把嘴缩小，慢慢地，有力地坚持到最后，将身体内的空气全部吐出。注意：吐气的时候要比吸气的时候用力，慢慢地吐。每天练习不少于3次。

◆ 进入倒计时，床要慢慢起

已经进入最后的倒计时阶段，很多准妈妈起床时会感觉吃力，好不容易起来后，还会感觉腰酸背痛，肚皮也会扯得很疼。此时就该学些起床技巧：

1. 不要着急起床。经过一晚上的睡眠之后，准妈妈会有身体僵硬、腰酸背痛等现象出现。这时先不要着急起床，而是先在床上躺几分钟，清醒一下，再将身体各关节活动开，比如前后转动一下脖子，伸平手臂做一下扩胸运动（但千万不要做伸懒腰的动作）等。

2. 起床动作要缓慢。起床时，动作要尽量缓慢、平稳，不要直直地坐起身，更不要让腹部用力，而是要侧着身体，先用一只手撑住床面，然后借助另一只手的力量将身体慢慢撑起。如果自己起身有困难，可以让准爸爸帮忙将你扶起。

3. 床边放置脚垫。准妈妈由于肚子太大，坐在床边时脚往往不容易够到地面，可能会由于重心不稳而摔倒，最好在床边的地板上放置几块比较厚的硬垫子，在下床时用来搁脚。

◆ 准爸爸照顾母子做足"功课"

进入孕晚期，胎宝宝发育成熟，准妈妈也大腹便便，硕大的肚子不仅遮住了她脚下的视线，

还使准妈妈连弯腰穿鞋、捡东西这样简单的事情都变得十分困难。准爸爸应扮演好丈夫和未来父亲的角色，在生活细节方面要做足功课。

1. 主动承担起家务劳动，抽空为妻子准备爱心美餐；多留意身边的妻子，帮翻身困难的她翻个身，帮行动不便的她穿鞋、捡东西，甚至穿袜、剪脚趾甲。

2. 多和妻子谈心、散步或做轻度小运动，这样一方面可以缓解她临产前心理的不适，另一方面适度的运动也有利于分娩。

3. 计划一下妻子一旦临产时乘什么车，选什么路线去医院，取出以备急用的钱，帮助检查入院和出院所需的所有衣物、卫生用品、产前检查记录等必需品是否已经整理妥当。

4. 了解三口之家的新生活也是非常必要的。在宝宝还未到来之前，跟周围的年轻父母们聊聊，提前了解在宝宝出生后，尤其是出生的头两个月你可能会遭遇什么状况，可能会需要什么帮助，是否需要提前请人来帮忙。

总之，尽可能把所有问题都想到。

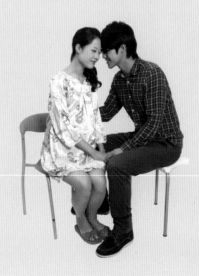

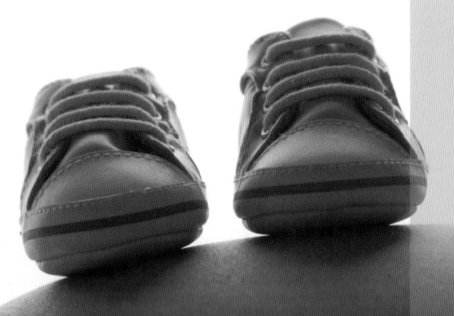

第 11 章

孕10月，胎儿大小像西瓜

进入即将「瓜熟蒂落」的孕10月，准妈妈十月怀胎就要抵达终点站，这对准爸妈及家人来说都是件天大的喜事。但与此同时，许多准妈妈开始忐忑不安，逐渐出现紧张、焦急、心情烦躁等现象，此时，准妈妈一定要放松，安心等待宝宝的降生。

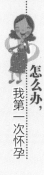

◆ 显而易见：本月准妈妈身体变化

孕10月准妈妈身体变化参照表	
指标项	身体变化
体　重	体重达到高峰期。
子　宫	子宫下降，对胃的压迫减轻，呼吸变得较轻松。
妊娠反应	有不规则阵痛、浮肿、静脉曲张等感觉，在分娩前更加明显。
其　他	阴道分泌物增多；常会尿急或觉得尿不干净；便秘会变得明显；有更多乳汁从乳头溢出。

◆ 超乎想象：本月胎宝宝发育变化

孕10月胎宝宝发育参照表	
指标项	身体发育
胎　长	约51厘米。
胎　重	3000~3500克。
五　官	漂亮的小婴儿的样子了。
四　肢	手、脚的肌肉已发达，骨骼已变硬。
器　官	各部分器官发育完成。胎儿的感觉器官和神经系统可对母体内外的各种刺激做出反应，能敏锐地感知母亲的思考，并感知母亲的心情、情绪以及对自己的态度。
胎　动	胎儿头部已固定在骨盆中，胎儿不太爱活动了，比往日安静了许多。
其　他	胎儿的头在你的骨盆腔内摇摆，周围有骨盆的骨架保护着。

◆ 抓重点！本月再忙也要做的事

1. 十月孕程，一路走来，就要见到宝宝啦——做好住院准备的最后检查，老公和家人做后勤，准备"上阵"。

2. 我想唱歌我就唱——放松心情，待产时刻准备着。

3. 宝宝面世的"讯号"——接近生产的征兆。比如，落红、阵痛（有周期性的断断续续，若疼痛间隔

10 分钟，且持续 30 秒以上，就要尽快联系医生）、羊水流出。

◆ 本月主打营养素：维生素 B₁

【释义】维生素 B_1 是 B 族维生素之一，辅酶形式是焦磷酸硫胺素(TPP)。缺乏它会引起脚气病，也可能涉及神经组织中阴离子通道的调节，与抗神经炎有关。

【作用】避免产程延长、分娩困难。孕 10 月，必须补充各类维生素和足够的铁、钙、充足的水溶性维生素，尤其以维生素 B_1 最为重要。如果不足，易引起准妈妈呕吐、倦怠、体乏，还可影响分娩时子宫收缩，使产程延长，分娩困难。

【用量】成人的建议每日摄取量是 1.0 ~ 1.5 毫克。妊娠、哺乳期每天摄取 1.5 ~ 1.6 毫克；

【食补】含量丰富的食物有粮谷类、豆类、干果、酵母、硬壳果类，尤其在粮谷类的表皮部分含量更高，故碾磨精度不宜过度。动物内脏、蛋类及绿叶菜中含量也较高，芹菜叶、莴笋叶中含量也较丰富，应当充分利用。此外，多吃海鱼。

◆ 别嫌烦！胎宝宝喜欢准妈妈这么做

月初体重：_____

月末体重：_____

月初腰围：_____

月末腰围：_____

血压测定：_____

子宫底高度：_____

超声波检查：_____

血液检查：_____

胎心监测：_____

胎动监测：_____

本月异常：_____

异常处理：_____

你问我答：
准妈妈本月怀孕疑惑

◆ 宫缩，我该如何才能辨别真假

Q: 前几天自己闹了一次笑话，当时觉得肚子很痛，一阵阵地变硬，以为宝宝迫不及待要出来了，赶紧把好消息通知给家人，结果到了医院一检查，医生却说这是假性宫缩，这是怎么回事呢？

专家在线：

宫缩即子宫收缩。先来看看正常的宫缩情况：宫缩开始是不规则的，强度较弱，逐渐变得有规律，强度越来越大，持续时间延长，间隔时间缩短，初期间隔时间大约是 10 分钟一次，孕妇感到腹部阵痛，随后阵痛的持续时间逐渐延长，至 40 ~ 60 秒，程度也随之加重，间隔时间缩短，约 3 ~ 5 分钟，伴随子宫收缩出现腹痛，可感到下腹部变硬。

通常，在临产前 2 ~ 3 周内，由于子宫下段受胎头下降的牵拉刺激，假宫缩会经常出现，且频率越来越高。当准妈妈感觉疲劳或兴奋时，或者长时间用同一个姿势站或坐，更易出现假

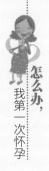

性宫缩现象，它持续的时间短，力量弱，或只限于子宫下部。经数小时后又停止，不能使子宫颈口张开。

假宫缩间隔的特点是出现的时间无规律，程度时强时弱。每次持续的时间也不尽相同，几分钟到十多分钟都有可能。如果阵痛间隔 5～10 分钟并规律地出现，每次持续 30 秒以上，且子宫一阵阵发硬，并感到疼痛或腰酸，那就说明正式的分娩过程开始了。

| 一句话提醒 |

当宫缩难忍时，可用温水持续不断地冲洗或沐浴，水的温暖和冲击力可以起到温柔的按摩作用，有助于放松身体肌肉，使宫缩时不至于那么疼痛。

◆ 产前吃什么分娩顺利生得快

Q: 越是接近预产期，我的心理压力就越大，变得食量减少，食欲不振。吃些什么才能提高食欲，为即将到来的分娩积攒体力和能量呢？

专家在线：

在传统习惯中，孕妇要在产前多吃桂圆、鸡蛋，但实践证明，桂圆有使子宫乏力之弊，鸡蛋的营养成分不能被人体快速吸收，且水分过少，也不利于准妈妈健康；也有人让产妇临产前喝人参汤或口含人参，但临近分娩，准妈妈食欲不佳，甚至"虚不受补"，承受不了人参的补益作用。

那么，谁能充当"助产力士"呢？很多专家首推巧克力。巧克力含有丰富的营养素，每 100 克巧克力中含碳水化合物 55～66 克，脂肪 30～38

克、蛋白质 15 克，还有微量元素、维生素、铁和钙等。其含有的优质碳水化合物可迅速被产妇身体吸收利用，比鸡蛋要快得多。其含有的微量元素和维生素、铁及钙等，不仅可以加速产道创伤的恢复，还可促进母乳的分泌。因此，准妈妈在分娩前，应准备些优质巧克力，以备食用。

此外，在临产前 3 天开始，将优质羊肉 350 克、红枣 100 克、红糖 100 克、15～20 克黄芪、15～20 克当归加 1000 毫升水一起煮，在煮成 500 毫升后，倒出汤汁，分成两碗，加入红糖，早晚服用，能增加营养，提高体力，有利于顺利分娩，对于防止产后恶露不尽也有一定作用。

◆ 担心没奶，吃什么才能奶水多

Q: 据科学验证，母乳喂养的宝宝比人工喂养的宝宝更健康、更聪明，正因为如此，我成为一名坚定的母乳喂养支持者。现在我想咨询一下，为了让乳汁分泌更畅通，除了用科学的方法按摩乳房外，在饮食方面如何进补呢？

专家在线：

母乳喂养的好处是人工喂养无法比拟的。母乳中含有新生儿成长所需的各种营养成分，且比例恰当，容易消化吸收。母乳中还有多种免疫球蛋白，特别是初乳，含有免疫细胞、溶菌酶、双歧因子等，能增强婴儿的抗病能力，预防各种传染病及呼吸道、消化道、泌尿系统的多种感染性疾病发生。

维生素 C 有促进乳汁分泌的作用，准妈妈从现在开始，每天要比平时多吃富含维生素 C 的蔬菜水果，如西红柿、土豆、甘薯、草莓、菠萝、苹果、橘子、樱桃等。

为了避免日后乳汁分泌量减少，准妈妈千万不要偏食、饮酒、吃辛辣食物，还要少食含有大量脂肪的食物，因为高脂肪食品会使乳汁变得粘稠，并对日后喂奶产生不良影响，此外，凉性的食物和过咸的菜肴也要少摄入。

| 一句话提醒 |

准妈妈要想多了解母乳喂养知识，可以借助相关孕育书籍，或者向有母乳喂养经验的人打听，还可以去听医院的母乳喂养课程。

◆ 见红了就需要立即去医院吗

Q: 阴道出血了，应该马上去医院吗?

专家在线:

如果是在足月期，阴道出血意味着可能要分娩。但如果只是淡淡的血丝，准妈妈可以留在家里观察，一般见红后，1 ~ 2 天内分娩，注意不要太过操劳，避免剧烈运动。如果流出鲜血，超过生理期的出血量，或者伴有腹痛的感觉，就要马上入院观察。

| 一句话提醒 |

临近预产期，准妈妈要记录好紧急联络电话，并一直携带在身上或放在容易找到的地方，这样在只有自己一个人的时候就不用慌张了。

◆ 进了产房一般都会做什么事情

Q: 还有几天就到预产期了，心里又兴奋又紧张，兴奋的是很快就能见到宝宝，紧张的是一想到要进产房生产，仿佛就看到产床上一个和自己一样的大肚子正在痛苦地叫喊，让人感觉后脊梁冷飕飕的。

专家在线:

当宫口开大到 2 ~ 3 厘米时，准妈妈会被护士送入产房。进入产房后，医生会询问准妈妈的感觉，然后检查胎位，之后是检查子宫，确认宫口张开了多少，然后做胎心监护，以了解此时胎宝宝在宫内的情况，如果没有异常，就可以上产床了。在此期间，护士会定时检查胎心率，了解宫颈口打开及胎头下降等情况。一般胎头以每小时 0.83 厘米的速度下降，如果下降速度超过这个值，就得由医生观察和判断，可能会把顺产改为剖腹产。

在分娩的过程中，准妈妈要尽量分开双膝，身体不要后仰，将注意力集中于产道，配合医生的指示，直到将宝宝生出。

◆ 做剖腹产后还能实现顺产吗

Q: 实行剖腹产手术后，还有可能实现自然分娩吗?

专家在线：

如果不是因为骨盆狭窄、子宫畸形或骨盆腔内疾病而采取手术分娩的情况，下次分娩时仍然可以采用自然分娩法，不过施行剖腹产手术更安全一些。如果是因骨盆狭窄而采取剖腹产分娩的情况，则在下次分娩的时候，一般也需要施行剖腹产。

◆ 预产期过了不分娩该怎么办

Q：不少人认为"胎儿在母亲肚子里多呆，出生后会不同凡响，聪明过人"，事实真是如此吗？如果预产期过了，还不分娩该怎么办呢？

专家在线：

我们知道，从末次月经算起，大约经过40周的"十月怀胎"，胎儿就成熟了，这就需要"一朝分娩"来解决问题。如果超过预产期两周仍不见动静，医学上就称为过期妊娠。

造成过期妊娠的原因很多，主要有雌激素水平过低、胎盘硫酸酯酶缺乏、头盆不称、遗传等。过期妊娠不是什么好事，会给母子带来一定危害：一是由于胎头过大，分娩时难以适应骨产道的形状而造成难产；二是因胎儿过度成熟，胎盘将不能正常提供胎儿成长必需的营养成分，造成营养失调的概率很高；三是胎盘老化，功能减退，致使胎儿的氧气供应受到影响，容易发生宫内窘迫，导致死胎及死产。

一旦超过预产期，准妈妈应到医院检查胎儿的情况。如经检测发现胎盘功能正常，宫颈尚未成熟，则可采取保守疗法，待其自然临产；如胎盘功能不全或合并高血压综合症时，则应配合医生进行催产。

◆ 坐月子要提前考虑哪些事儿

月子质量的好坏决定准妈妈以后的身体状况，月子期间恰当的食补与食疗，适度的运动与修养，能使子宫恢复生产前的大小，气血经过调理也都能恢复，甚至比孕前的体质还要好。调养不好可能会落下病根，因此准妈妈要提前将月子里安排好。

确定在哪里坐月子

和家人提前商量好，是在自己家坐月子，还是去婆婆家或妈妈家。决定之后就将坐月子的房间收拾干净，使自己和宝宝在一个清洁、安全的环境里渡过这一月。各种月子里要用的被褥、床单、枕巾也要准备停当，并在阳光下曝晒消毒，以免出院之后再临时布置，手忙脚乱。

提前考虑月嫂问题

生完宝宝后，新妈妈需要休息1～3个月恢复调养身体，宝宝也需要有人专门护理，如果条件允许，不妨请个月嫂来照顾。一般来说，专业月嫂应该掌握科学育儿的基本技能及专业的产妇护理知识，如婴儿喂养、护理、早教等方法，为产妇提供孕产期保健饮食、生活及生理护理、乳房与伤口护理、形体恢复等。此外，人品好，有爱心也是很重要的。

给家人分好工

为了避免月子里照顾好新妈妈却忽略了宝宝，或者只顾着照顾宝宝却让新妈妈备受冷落的混乱状态出现，最好提前给家人分好工，使每个人都清楚自己的职责，比如谁来照顾新妈妈和宝宝，谁来洗衣做饭，谁来采购日常用品等，实行专人专项负责制。

储备必需营养品

提前将月子里常吃的食物准备好，如红糖、红枣、小米、鸡蛋等，这样一出院就可以马上做来吃，省去了临时购买的麻烦。此外，还要购买适量的虾皮、木耳、花生米、芝麻、海带等能够存储较长时间的食品，以备食用。

和亲友定好探望的时间

宝宝出生后，免不了会有诸多亲友来探望，但人多的话，带来的病菌也多，而月子里的新妈妈和宝宝抵抗力都比较差，容易受到病菌的感染，因此，最好把亲友探望的时间安排在分娩2周后。

饮食参考：
准妈妈怀孕了该怎么吃

◆ 不可或缺，本月准妈妈所需营养素

为了存储足够的能量，顺利娩出健康宝宝，临产前，准妈妈要增加铜和锌的摄入量。

铜：近年来，随着对微量元素的重视和检测方法的改进，发现胎膜早破产妇的血清铜值均低于正常破膜的产妇，这说明，胎膜早破可能与体内铜缺乏有关。为了减少胎膜早破的危害，准妈妈应多食动物肝、豆类、鱼虾、贝壳类水产品、蔬菜、水果等含铜量高的食物。

锌：由于自然分娩时主要靠子宫的收缩，而能够促进子宫收缩的子宫平滑细胞内 ATP 酶的活性，取决于准妈妈体内的血锌水平，血锌浓度高，子宫收缩有力；血锌浓度低，则子宫收缩无力，使产程延长，增加准妈妈的痛苦和出血量。因此打算顺产的准妈妈在孕晚期，尤其是产前要注意补充足量的锌，多食瘦肉、鱼类、蛋黄、苹果、葵花子等含锌丰富的食物，以提高机体的免疫力，使体内有一定量的锌储备。

◆ "好孕"食谱，对妈妈、宝宝都好的饮食

饮食原则

临近分娩的时候，准妈妈食欲可能会有所下降，为了能够顺利分娩，准妈妈要让自己吃饱吃好，为分娩准备足够的能量。可准备一些易消化吸收、少渣、可口味鲜的食物，如面条鸡蛋汤、面条排骨汤、牛奶、酸奶、巧克力等物品，还可多吃一些可以促进乳汁分泌的淡水鱼，为宝宝准备好营养充足的初乳。

食谱举例

1. 紫苋菜粥

做法：将100克紫苋菜择洗干净，切成细丝；将粳米淘洗干净，放入煮锅内，加清水适量熬煮。粥快熟时，加入紫苋菜，以及适量香油、精盐，再煮两三滚即可。

益处：此粥具有清热止痢、顺胎催生的作用。

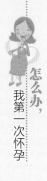

适用于准妈妈临产前食用。

2. 核桃仁酪

做法： 将50克核桃仁用开水泡一会儿，取出剥去仁皮，洗净，捣碎成末；数枚红枣泡好，剥去外皮，去核，捣碎；200克糯米用水淘洗干净，捣碎。将锅内加水约250毫升，放入核桃仁、糯米、枣末，烧开，加入250毫升牛奶，将熟时加入白糖，煮至完全熟时，装入碗中食用。

益处： 此羹含有较多的铁、钙、磷和维生素，营养丰富，且可为人体补水、补铁，适合临产妇食用，也可作为零食，于临产前不断食用。

3. 奶油白菜

做法： 将250克白菜洗好，切段。锅置火上，待油烧热，将白菜倒入，再加些肉汤或水，烧至七八成烂，放入盐调味。将团粉用少量水调匀，再将50克牛奶加在团粉内混匀，倒在白菜里，再烧开即成。

益处： 此菜能补虚损，益肺胃，和胃降逆，有利于乳汁分泌，适宜孕晚期准妈妈食用。

4. 柿椒炒嫩玉米

做法： 将1颗玉米的玉米粒刨下，洗净；70克红绿柿椒去蒂去籽洗净，切成小丁。炒锅置于火上，放入花生油，烧至七成熟，下玉米粒，炒2～3分钟，加少许清水，再炒2～3分钟，放入柿椒丁翻炒片刻，依口味加入白糖或盐，盛入盘内即可。

益处： 此菜含有丰富的维生素、粗纤维，对孕晚期妊娠便秘很有效果。

5. 黑枣猪心汤

做法： 将100克猪心洗去血污，切成两块；100克白菜洗净，切段；15克莲子压碎。锅内倒入高汤、猪心、莲子，待煮沸后，放入10个黑枣、

姜片、料酒，待猪心煮熟后，放入切好的白菜心和葱花，加盐调味即成。

益处： 此汤可养心安神，补血定志，对治疗临产前烦躁很有效果。

6. 青果炖猪肚

做法： 将猪肚1个洗净，切块，放入沸水中焯一遍，捞起放凉。锅置火上，倒入适量清水，再把猪肚、青果放入，炖至猪肚熟烂，加盐调味即成。

益处： 此汤是清除胎火的传统药膳。产前最后一周服用1次，以喝汤为主，可明显减少因胎火所引起的新生儿红斑等问题。

7. 空心菜萝卜汁

做法： 取空心菜、白萝卜各100克，然后将空心菜、白萝卜一同捣烂，取汁1杯，加蜂蜜调味饮用即可。

益处： 此汁可润肺平喘，适合肺热咳嗽、发热有汗的准妈妈食用。

8. 杜仲枸杞壮骨汤

做法： 将猪骨（最好是猪尾骨）200克洗净、切成小段，同杜仲、枸杞子各12克，牛膝10克，淮山药30克共入锅内，加水适量，武火煮沸，文火煎40～60分钟，加适量花生油、盐、葱、姜等配料即成。

益处： 此汤可补肝肾，益气力，适合准妈妈临产前1星期常食。

◆ 饮食宜忌，吃得安心孕育才更放心

宜

1. 为增强钙质、维生素和矿物质的摄入量，可将香蕉、葡萄干、芒果，加入脱脂牛奶、酸奶

或乳制品后中食用。

2. 为补充蛋白质，增加产力，准妈妈可将富含纤维素的饼干，抹上花生黄油后食用。

忌

1. 由于胎儿的生长发育已近完成，除非医生建议，产前不要再补充各类维生素制剂，以免引起代谢紊乱。

2. 若还在服用钙剂和鱼肝油的话，应该停止服用，以免加重代谢负担。

除烦解忧：
准爸爸按摩助你"好孕"

◆ 产前抑郁症——面部、足部按摩方法

随着分娩日的不断临近，准妈妈除了承受身体上越来越多的不便外，经历的心理考验也会越来越严峻，难免出现紧张状态，情绪容易激动、脾气暴躁，甚至患上产前抑郁症。

准妈妈焦虑的原因：

1. 内分泌的变化引起情绪的不稳定。

2. 担心胎宝宝畸形或患有某些疾病而产检未能检查出来。

3. 害怕自己承受不了分娩的痛苦或分娩时产生意外。

4. 担心宝宝出生后，自己的职业受到影响或家庭经济压力增大。

如果准妈妈在一段时间（至少两周内）有以下3种及以上症状，则说明已经可能患

有产前抑郁症；如果其中的一或两种情况在近期特别严重，则必须引起高度重视，需及时就医治疗。

1. 注意力无法集中，记忆力减退。

2. 情绪起伏很大，脾气变得很暴躁，喜怒无常。

3. 非常容易疲劳，或有持续的疲劳感。

4. 持续的情绪低落，莫名其妙地想哭。

5. 睡眠质量很差，爱做梦，醒来后仍感到疲倦。

6. 总是感到焦虑，迷茫，对什么都没兴趣，懒洋洋的，总是提不起精神。

产前抑郁症给准妈妈带来直接的影响，严重焦虑伴有恶性妊娠呕吐，还会使肾上腺分娩旺盛，导致代谢性酸中毒，引起胎宝宝宫内缺氧，或引起自主神经紊乱，造成产时宫缩无力，难产或滞产。

面部按摩

妻子取坐位，丈夫先将手搓热，然后用掌心捂住妻子双眼，仿佛蒙眼游戏，然后顺时针按摩，重点以画圈的形式按摩攒竹穴。

此外，丈夫轻轻拉扯耳朵，抓住耳垂向下拉扯15次，上提耳朵15次，横拉15次。

足部按摩

用接近体温的水泡脚，然后按摩涌泉穴、脑下垂体反射区各5次，然后形同挠脚心痒痒一样，在妻子脚心画椭圆，再揉搓一下脚背，画9个圆，搓9次脚背即可。

为了避免孕期抑郁症，准妈妈要正视即将分娩的事实，想象一家三口其乐融融的画面，而不只是把宝宝的到来看成一种责任和压力。准妈妈还应尽量放松自己，享受当下的生活，不要过分

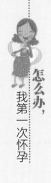
苛求自己，尽量寻找内心的静土。听音乐、做手工、户外散步、阅读都是不错的选择，尤其是散文、诗歌一类的文学作品，准妈妈可以随读随放，长短由心，从而放松心情、陶冶情操、带来美好感受。

| 一句话提醒 |

年龄越大、知识层次越高的准妈妈患有产前抑郁症的比例越高，提醒符合这种情况的准妈妈要特别注意。

◆ 促进乳汁分泌——胸腹部、背部按摩方法

众所周知，母乳喂养有很多好处，乳汁丰足与否，直接关系到宝宝的健康。但由于产后的饮食、情绪、工作或睡眠失调造成肝气郁结、气血虚弱，妈妈可能会出现缺乳现象。为了防止日后缺乳，建议在准妈妈身心轻松时，由准爸爸为其不断进行按摩，这样既有助于乳汁的顺利分泌，实现母乳喂养，又可以使你在产后拥有美丽的乳房。

胸腹部按摩

妻子穿着宽松的棉质 T 恤，不要穿胸罩，平卧。丈夫首先按压妻子膻中穴，顺时针、逆时针点揉 15 次。

双手绕着乳房画圆，由大到小，最后用拇指和食指轻轻捻捏乳头 20 次，最后轻轻按压乳头和提拉各 10 次。

背部按摩

丈夫双手相叠，成画圆的方式按摩脊柱两侧，注意不能着凉。

另外，在日常生活中也可通过以下方式进行防治。

1. 宝宝出生后的喂乳技巧。如果妈妈奶水少，切忌马上找替代品，越少越要增加宝宝吮吸的次数，以便通过宝宝吮吸的力量按摩乳晕，刺激乳房分泌。

如果奶比较多，每次喂奶两边的乳房都要让宝宝吮吸到，避免一次只喂一边，乳房受的刺激减少，自然泌乳也少。

2. 补充水分。妈妈在喂奶时要注意补充水分，或是多喝豆浆、杏仁粉茶（此方为国际母乳会推荐）、果汁、原味蔬菜汤等。水分补充适度即可，这样乳汁的供给才会既充足又富营养。

3. 保持好心情。新手妈妈不要急躁，以平和、愉快的心态面对生活中的一切，母乳是否充足与新妈妈的心理因素及情绪情感关系极为密切。

◆ 缓解分娩疼痛——手部按摩方法

对于准爸爸来说，学习一些缓解分娩疼痛的按摩方法十分必要，在准妈妈为了宝宝的降生"作战"时，就可以用自己的力量为妻子减轻一下疼痛，不至于手足无措，感觉自己是个局外人了，还让妻子直接感受到丈夫的关怀，使妻子的依赖心理得到满足。

手部按摩

用左手轻轻握住准妈妈一只手的手腕，右手捏住准妈妈的手关节反复活动 3 次，每次 4 秒钟。用同样的方法活动另一只手。

在日常生活中，为提高对产痛的耐受性，准妈妈有必要学习一些减轻分娩疼痛的心理办法。

1．深呼吸：子宫收缩时，先用鼻子深深地吸一口气，然后慢慢用口呼出。每分钟做 10 次，宫缩间歇时暂停，产妇休息片刻，下次宫缩时重复上述动作。

2．想象及暗示。产妇在分娩时大声喊叫既消耗体力，又会使肠管胀气，不利于宫口扩张和胎儿下降。正确的做法应该是，想象宫缩时宫口在慢慢开放，阴道在扩张。胎宝宝渐渐下降，同时自我暗示："我很顺利，很快就可以见到我的宝宝了。"

3．保持良好的情绪，增强分娩的信心。因为焦虑、恐惧等不良的情绪反应可使自身痛域下降，加重疼痛，而疼痛又加重焦虑、恐惧等情绪，形成恶性循环。

轻松怀孕：
明明白白孕后那些事儿

◆ 注意，本月每周一次产前检查

本月，准妈妈要每周做一次产前检查。让医生进行胎心监护、B 超检查，了解羊水以及胎儿在子宫内的状况。详情如下：

B 超检查：B 超检查目的是检测羊水量、胎盘位置、胎盘成熟度及胎儿有无脐带绕颈，了解胎儿发育与孕周是否相符，这次 B 超将为确定生产的方式提供可靠的依据。

胎位确认：确认胎位是临产前很重要的一项检查，医生会告诉你胎儿是头位（头先露）、臀位（臀先露），或属于其他异常胎位。这是确定准妈妈自然分娩还是手术助产的重要依据。

胎心率检查：借助仪器记录下瞬间的胎儿心率的变化，这是了解胎动、宫缩时胎心反应的依据，同时可以推测宫内胎儿是否缺氧。

血检查：提供了静脉血、指血之后，准妈妈还得贡献出一点耳血，以检测其体内激素水平是否在正常范围内，从而间接地了解胎盘功能是否正常。

临产前，准妈妈还要做一次全面的检查。主治医生会仔细地检查孕妇身体的所有情况，观察阵痛是否已经出现，检查子宫收缩情况，以及胎儿的心率，还要检查有无出血现象，羊膜是否破裂。此外，脉搏、呼吸率和血压等常规项目的检查也不能漏掉。

◆ 快生了，临产前必知的三大信号

临近分娩时，孕妇的身体会发出几个信号，以此来告知分娩的开始。对准妈妈来说，正确识别临产信号，选择恰当的时间，及时到医院去，是安全生产的保障。

见红

见红是分娩的先兆，一般 12～48 小时后就会临产。当准妈妈发现有黏稠的分泌物从子宫颈口流出来，且分泌物里混有血液，出血量明显比生理期的出血量少时，即预示着即将分娩。注意：见红时，茶褐色、粉红色、红色都是可能出现的颜色。

如果量不多，准妈妈可留在家里继续观察，因为由于个体差异，有的孕妇见红后的 24 小时就会开始阵痛，进入分娩阶段，一般 1～2 天内分娩；

如果比平时的月经量多，或有鲜血时，或大量涌出，并且伴有腹痛的感觉，这可能是胎盘剥离引起血管破裂而造成的出血，而非分娩先兆，就要立刻到医院就诊。

阵痛

在子宫颈打开的同时，为了将胎儿、胎盘和羊膜顺利娩出，子宫会呈周期性收缩，这就是阵痛。开始的时间大约是 20～30 分钟一次，而且阵痛持续的时间只有几秒，随着时间的推移，阵痛的间隔会慢慢缩小，子宫收缩的时间则会变长，阵痛感也会更厉害。当宫缩一旦频繁剧烈有规律，大约每 5 分钟左右发作一阵，且子宫一阵阵发硬，并感到疼痛或腰酸，就意味着分娩马上要开始了。

如果是初产妇，当子宫收缩的间隔达到 5～10 分钟时就应该赶往医院了。而经产妇却不一样，经产妇生产所需要的时间比初产妇短，可以等子宫收缩持续一定的时间后，或出现一定程度的疼痛感时，再赶往医院。注意：正式的阵痛后，一定不要吃东西，因为吃东西有可能会引起恶心和呕吐。

破水

羊膜破裂时，包裹胎儿的口袋，即羊膜囊，可能受到感染，因此，破水现象出现时应立即赶往医院。在前往医院的路上，孕妇应平卧，因为羊水流出时脐带会随之脱出，脐带绕颈可导致胎儿死亡。

◆ 临产在即，听听轻音乐做点小动作

即将结束十月孕程，建议准妈妈多听一些轻音乐。轻音乐又名"情调音乐"，让人轻松、舒服是它的宗旨，它的曲目包罗万象：著名电影的主题曲和主题音乐、欧美各国的流行音乐、拉丁美洲和西班牙的爱情歌曲、法国歌曲、俄罗斯名曲、日本风情的乐曲等。

准妈妈可选取一些最能唤起准妈妈愉快情绪的轻音乐，摆出舒服的姿势让身体放松，听着舒缓的音乐或者沉浸在美好的回忆里，在心里祈求平安和顺产，然后想象最令人愉悦和安定的场景，放松呼吸，腰部挺直伸展，两腿盘起，将手轻松放于膝盖上，将深深吸入的空气聚集在肚脐下面，然后慢慢呼出去，如此反复。

为了增强音乐的触觉感受，准妈妈可以在听轻音乐的同时，做一些较为轻松的小动作。方法如下：

1. 搓一搓：用手掌转圈揉搓整个腹部表面。

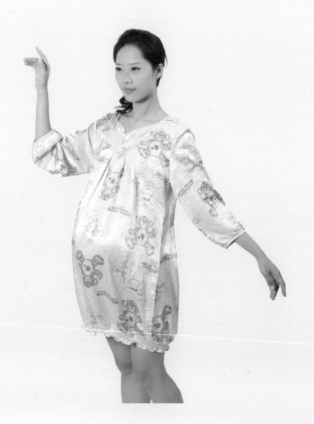

2. 擦一擦：展开手掌，按照从上向下的顺序擦拭腹部。

3. 敲一敲：手指尖立直，轻轻敲打整个腹部表面。

4. 挤一挤：用手指将整个腹部自然地挤聚在一起。

5. 按一按：用手掌在均匀地按腹部肌肉。

此外，准妈妈和准爸爸还可以尝试和着音乐节拍慢慢跳舞。经常这样做，除了能较好地增强胎宝宝大脑皮质及神经系统的功能，还能促进母体和胎宝宝的生理节奏产生共鸣，对胎宝宝全身各器官的活动形成有益的影响。

| 一句话提醒 |

　　准妈妈听音乐的同时，准爸爸可为她按摩四肢、腰部、腹部，这样可加强放松、镇痛效果。

◆ 一件别落下，提前准备好入院物品

产妇临产前的准备工作非常重要，那么入院前该准备哪些物品？

分娩住院用品一览表		
准妈妈用品	生活用品	孕妇内裤、哺乳胸罩、防溢乳垫、产妇卫生巾、洗漱用品，以便在住院的几天时间内使用。产妇在分娩后会比平时更怕冷也更容易着凉，还要准备好暖和的长袍、毛毯和袜子等。此外，最好能带几件宽松的开襟衫或外套，这样无论是在病房里，还是出院时都可以穿上。
	娱乐用品	随身听、趣味读物，可以帮你度过待产时难熬的时间；相机，可以给宝宝拍照留念；笔记本和笔，可在分娩过程中和住院期间，随时写下自己的想法和感受；还要准备好手机，方便与你与家人联系。
	少量食品	水果汁、蜂蜜、巧克力、牛肉干等，另带一些面包、饼干类食品，以备饥饿时食用。
	其他	办理入院手续时所需的证件、孕产妇保健手册及入院押金等。

续表

新生宝宝用品	衣物	婴儿衣服两套，小被褥1条，抱被1个，小毛巾3条，尿布两包，帽子两个，外出服1件等。新生宝宝的衣物以棉质，穿、脱方便，兼顾透气性、保暖性、安全性者为佳。
	哺乳用品	奶瓶：大奶瓶2~3个，小奶瓶1个，分为玻璃和塑料材质两种，以可以反复煮沸、耐热、易清洗者为佳。大奶瓶可供吃奶使用，小奶瓶可供喝水使用。 奶嘴：分为奶瓶奶嘴和安抚奶嘴两种，外形和触感上以接近乳头的为好；有破损应及时更换。 奶粉：母乳是宝宝最佳的食物，若母乳不足，需要选择奶粉，最好详细阅读奶粉的适用年龄、成分及保存期限。 奶瓶消毒锅：准备1个不锈钢锅用于煮沸、消毒奶瓶，也有蒸汽式消毒锅，使用更方便。
	洗浴用品	婴儿澡盆1个，大小毛巾2~3块，婴儿洗澡用的浴液、爽身粉、乳液、棉球等用品一套。新生宝宝皮肤娇嫩，对于清洁用品极为敏感，最好选择温和的婴儿配方产品；若非必要，也可以不用清洁用品，只用清水冲洗即可。

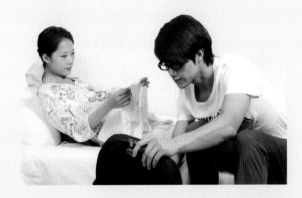

当然，除了上述内容，你还有许多注意的方面。有时候自己可能考虑不够周全，这时就需要和自己的父母、朋友、同事多做沟通，从他们那里得到一些信息，毕竟人多力量大，每人想出一点，你就会得到一份更周密的保障，尤其是有过生产经验的人，他们的意见和建议对你来说参考价值非常大，也可以通过网上论坛来和其他的妈妈交流，相信你会得到很多帮助。

| 一句话提醒 |

入院物品尽可能在预产期的1～3周之前事先收拾好，临行前给宝宝准备的物品是否齐全，你可以再检查一下。提醒你要考虑到亲戚朋友们赠送的礼物，免得某些物品准备得太多造成浪费。

◆ 好处多多，准爸爸最好选择陪产

近年来，国内不少医院允许准爸爸进产房陪产，这样做有几个好处：

1. 准爸爸在整个分娩过程中陪在妻子身边，更能理解妻子做母亲的不易。当妻子被剧烈的疼痛折磨时抓住她的手，用充满爱意的话语鼓励她，这样能减缓妻子生产过程中的压力，让她感受到丈夫想与自己一起分担痛苦的心情。

2. 当发生分娩困难或胎儿窘迫，需紧急处理时，可及时与准爸爸商量，根据其意见进行处理。

3. 准爸爸可亲手持剪刀断脐，体验亲自接生小生命的喜悦，这个过程不仅会成为永远值得留恋的重要瞬间，还能让准爸爸享受为人父的骄傲，更重要的是，意识到为人父、为人夫的责任。

| 一句话提醒 |

提醒准爸爸：当你听到妻子喊痛或者哭喊时，千万要稳住阵脚，尽量不要情绪激动，你现在要做的，就是帮助妻子缓解紧张的情绪，给予鼓励及赞美的话，增加与妻子肢体的接触，如拥抱、按摩，给以支持。

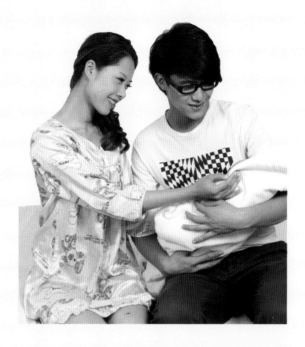

◆ 初乳别浪费，产后及时给宝宝喂奶

宝宝吮吸奶头的动作，在分娩后的两个小时之内是最有力的，准妈妈应尝试在宝宝出生后2～3小时之内进行哺乳。

与分娩2～3日后分泌的母乳相比，初乳汁含有的乳铁蛋白和免疫细胞最多，宝宝会通过母乳产生对抗病毒的抗体，初步建立自己的免疫力"防护墙"。初生婴儿对乳头的刺激作用，还可帮助准妈妈子宫收缩，促进催产素激素的分泌以止血。

| 一句话提醒 |

在哺乳期间，应避免吃刺激性过强的东西，每天摄取的水分一定要超过两升，还要注意摄取充足的钙。

穴位介绍

1. 百会穴：头顶正中线与两耳尖联线的交点处

2. 长强穴：后背的正下方，在尾骨端与肛门连线的中心处

3. 承浆穴：面部颏唇沟的正中凹陷处

4. 承泣穴：面部，瞳孔直下，眼球与眼眶下缘之间

5. 大鱼际穴：手掌大拇指根部所对的肌肉隆起处。

6. 大椎穴：颈部下端，第 7 颈椎棘突下凹陷中

7. 肺俞穴：背部，第三胸椎棘突旁开 1.5 寸

8. 风池穴：头后大筋的两旁与耳垂平行处

9. 肝俞穴：背部，第 9 胸椎棘突下，旁开 1.5 寸

10. 公孙穴：足内侧缘，第一跖骨基底部的前下方

11. 合谷穴：拇指与食指为角边的交汇点

12. 后溪穴：小指尺侧，第 5 掌骨小头后方，当小指展肌起点外缘

13. 虎口穴：是医学上所说的合谷穴

14. 会阳穴：骶部，尾骨端旁开 0.5 寸

15. 昆仑穴：外踝后方与脚跟骨筋腱之间的凹陷处

16. 劳宫穴：手掌心，第 2、3 掌骨之间偏于第 3 掌骨，握拳屈指时中指尖处

17. 命门穴：腰部，正中线上，第 2 腰椎棘突下凹陷中

18. 内关穴：手臂内侧中央，手腕上方两横指宽处

19. 曲池穴：肘横纹外侧端凹陷处

20. 人中穴：面部鼻唇沟的中点

21. 三焦：耳穴，在外耳门后下

22. 三阴交穴：小腿内侧，足内踝尖上 3 寸，胫骨内侧缘后方

23. 膻中穴：胸前正中线上，两乳头连线的中点

24. 上星穴：头部发际正中直上 1 寸左右

25. 神门穴：腕掌侧横纹尺侧端，尺侧腕屈肌腱的桡侧凹陷处

26. 神庭穴：头部发际正中直上 0.5 寸左右

27. 肾俞穴：第二腰椎棘突旁开 1.5 寸处

28. 手三里穴：前臂背面桡侧，阳溪与曲池连线上，肘横纹下 2 寸

29. 太冲穴：足背侧，第 1、2 跖骨结合部之前凹陷处

30. 太溪穴：足内侧，内踝后方与脚跟骨筋腱之间的凹陷处

31. 太阳神经丛：腹部，以肚脐为中心向四周展开

32. 太阳穴：耳廓前，前额两侧，外眼角延长线的上方凹陷处

33. 头维穴：头两侧，额角发际上 0.5 寸，头正中线旁 4.5 寸

34. 心俞穴：背部，第五胸椎棘突、旁开 1.5 寸

35. 阳池穴：腕背侧韧带，在指伸肌腱（桡侧）与小指伸肌腱之间

36. 腰眼：腰部，第 4 腰椎棘突下，旁开约 3.5 寸凹陷中

37. 印堂穴：面部，两眉头连线中点

38. 迎香穴：鼻翼外缘两侧旁开 1.5 厘米

39. 涌泉穴：人体足底，位于足前部凹陷处，第 2、3 趾的趾缝头端与足跟连线的前 1/3 处

40. 攒竹穴：眉毛内侧边缘凹陷处

41. 中冲穴：手中指末节尖端中央

42. 足三里穴：外膝眼下四横指、胫骨边缘

43. 膀胱俞穴：身体骶部，第 2 仙椎左右 2 指宽处，与第 2 骶后孔齐平

以下为足部反射区：

44. 膀胱反射区：两足足底内侧舟骨下方拇展肌之侧约 45 度处

45. 肠胃反射区：两足底跖骨的中、下部

46. 大脑反射区：两足足底拇趾趾腹的下部

47. 肛门反射区：左脚脚底跟骨前缘，或者胫骨内侧后方，耻长屈肌腱间，从
    踝骨后方向上延伸 4 横指长度带状区域

48. 卵巢反射区：两足足跟骨外侧区

49. 脑垂体反射区：两足大脚趾中央

50. 生殖腺反射区：两足底跟骨中央

51. 十二指肠反射区：两足第 1 趾骨的基底部

52. 输卵管反射区：两足底跟骨中央

53. 输尿管反射区：两足涌泉穴到膀胱反射区之间的范围

54. 腰椎反射区：两足足弓内测缘楔骨至舟骨下方，上接胸椎反射区下连骶骨
    反射区

55. 小肠反射区：两足足弓位置偏下，两足跖骨，楔骨至跟骨的凹下区域

56. 胰脏反射区：两足足底胃反射区与十二指肠反射区连接处

57. 子宫反射区：两足底跟骨中央